Michela Trevisan

Liberi da allergie e intolleranze

Ricette e consigli pratici per prevenire allergie e intolleranze in adulti e bambini

Terra Nuova Edizioni

Direzione editoriale: Mimmo Tringale

Autore: Michela Trevisan

Editing: Cristina Michieli

Impaginazione: Daniela Annetta

Copertina: Nicholas Bawtree e Andrea Calvetti

Foto di copertina: Philippa Banks istockphoto.com

50127 Firenze tel 055 3215729 – fax 055 3215793
libri@aamterranuova.it - www.aamterranuova.it

I edizione settembre 2009

Collana: Alimentazione e salute

ISBN 888-88819-43-3

Stampa: Lineagrafica, Città di Castello (Pg)

RINGRAZIAMENTI

Per questo libro almeno un ringraziamento va fatto!
Ad Agnese perché, senza la sua dedita e puntigliosa rilettura, molte parti del testo sarebbero rimaste incomprensibili alla maggior parte dei lettori!

Indice

PRESENTAZIONE

Cosa preparo per cena?

Come medico il mio pensiero da sempre è "come fare salute" più che "curare"; è restituire alle persone il timone della propria barca, la responsabilità della propria salute che è un qualcosa che appartiene a loro, che non va delegato, non va riposto in mani esperte ma coltivato, curato giorno per giorno.

I gesti del quotidiano allora riacquistano senso e significato, diventano scelte che chiedono e danno potere, costruiscono la capacità di determinare la propria esistenza.

Fare salute oggi... è forse semplificare la complessità? È forse un ritornare alle origini arricchiti dalla consapevolezza della scelta?...

A conclusione una riflessione libera alle lettrici e ai lettori di questo libro sul binomio "consumo-qualità"... qualità di vita, di relazione, di movimento, di pensiero, di corpo... se è vero, come credo, che "siamo ciò che mangiamo".

Claudia Milievich,
psichiatra ed esperta di terapie naturali al SERT di Trieste

PREFAZIONE

Negli ultimi decenni abbiamo assistito ad un tracollo delle difese immunitarie, bambini sempre più allergici e con malattie croniche o ricorrenti, magari "banali" otiti o raffreddori, ma che segnalano come la punta di un iceberg un grosso problema di base: uno svuotamento dell'organismo.

E si manifesta oggi perché spesso questi bimbi sono figli di genitori che sono la prima generazione di "svuotati". Svuotati di nutrienti perché nutriti con latte artificiale "morto" subito dopo la nascita, scatolette durante lo svezzamento invece che cibi freschissimi come si meriterebbe un organismo in crescita, ed alimenti raffinati (pane bianco, pasta bianca, verdure surgelate ecc.) come mai era accaduto prima. E poi svuotati di interessi, sostituiti per lo più da programmi televisivi, social network e sms.

Come anche negli studi sulle cavie, per vedere le vere conseguenze sulla salute l'esperimento si deve protrarre almeno fino a valutare le conseguenze sulla prima generazione. E questo noi stiamo vedendo oggi.

In quest'ottica il libro vuole essere una riflessione su come iniziare a cambiare rotta, senza continuare ad alimentare la tendenza a curare gli effetti e non le cause (vedi ad esempio varie influenze: aviaria, suina; sarebbe sufficiente far crescere gli animali secondo le loro naturali esigenze, ma forse l'economia dei mangimi e dei vaccini rende di più). Fornisce perciò anche consigli pratici per introdurre nell'alimentazione piatti veloci e semplici che ci aiutino a fare la vera prevenzione a 360°: nutrire il nostro organismo con ciò che veramente gli serve per far fronte alle malattie (dal raffreddore al cancro) ed agli inquinanti ambientali, da cui ormai non ci possiamo purtroppo sottrarre senza che anche la prevenzione diventi settoriale (dieta per il diabete, per l'ipercolesterolemia, per il cancro alla mammella), od ancor peggio diagnosi precoce (screening al seno, prostata ecc. per scoprire malattie in fase iniziale, non per prevenirle).

PICCOLA AVVERTENZA

Ad un certo punto della scrittura ho pensato che questo libro fosse un po' "squilibrato" con capitoli ben approfonditi e capitoli "leggeri" (anche dal punto di vista dei riferimenti bibliografici)... insomma, che non fosse un libro tutto d'un pezzo! E questo apparente difetto, come accade per le persone, potrebbe essere anche il suo pregio.

È diventato perciò un libro dove si possono leggere i capitoli "leggeri" sulle intolleranze alimentari, le carenze e gli eccessi dell'alimentazione occidentale, le ricette e gli alimenti che rinforzano il nostro sistema immunitario e poi (con uno sforzo di volontà) approfondire con i capitoli più impegnativi, ma anche più esplicativi, scientificamente documentati, su come e perché gli stili di vita e l'alimentazione lavorano in profondità nel nostro organismo, riuscendo a scardinare il funzionamento di un sistema così complesso e così perfetto come il nostro sistema immunitario.

Oppure, si può prendere la rincorsa, tuffandosi a capofitto dapprima nei capitoli più impegnativi e poi andando alleggerendo la lettura fino ad approdare alle pentole ed ai fornelli e, stremati dalla fatica, mettere golosamente i piedi sotto il tavolo e godersi le appaganti pietanze!

A voi la scelta, la lettura e spero soprattutto: la degustazione!

Capitolo 1

IL BAMBINO NASCE STERILE

Durante lo sviluppo fetale il bambino vive nel grembo materno una situazione di accogliente protezione. Immerso nel suo liquido amniotico cresce, mentre gli arrivano dall'esterno i sapori stemperati del cibo, il riflesso delle emozioni ed i rumori attutiti della vita materna. Questo percepire attraverso dei filtri consente al bambino di conoscere l'ambiente che lo attende iniziando a comprenderne e prenderne il ritmo.

Tutti i sensi quindi sono stimolati man mano che maturano, le cellule deputate al riconoscimento del gusto, dei suoni, il tatto; quando la pancia vene accarezzata o scossa arrivano delle sensazioni tattili. Alcuni piccoli già si succhiano il dito come forma di piacere.

Per quanto riguarda invece il sistema immunitario il feto è completamente protetto dall'ambiente esterno. Vive, fino al momento della nascita, in completa sterilità.

I primi contatti con il mondo

Poi, da quando attraversa la vagina materna, da quando i suoi polmoni prendono la prima boccata d'aria, tutte le mucose entrano in contatto con i micro organismi. Batteri, virus, funghi fanno a gara per conquistarsi una nicchia nel nuovo nato, dove potersi insediare e riprodurre. Dopo pochi minuti dal parto per via naturale, l'intestino del neonato e le prime vie aeree presentano una flora batterica molto simile, quasi identica a quella della vagina e della cervice uterina materna. (1,2)

Man mano che il bambino viene a contatto con la pelle del seno materno il suo intestino verrà a contatto con una flora batterica sempre più varia e numerosa e verrà colonizzato dai ceppi batterici o fungini presenti sulla pelle materna. I ceppi si selezionano in base al pH[1] dell'intestino del neonato, che

1. Il pH è l'unità di misura dell'acidità di una soluzione. La scala va da 0 (massimo dell'acidità) a 14 (totalmente basico). La neutralità corrisponde a pH 7, che è circa il pH del sangue e dell'acqua.

è molto diverso da quello dell'adulto e dei prebiotici (sostanze che nutrono la flora batterica) presenti nel latte materno. Infatti il latte materno contiene, insieme a molti fattori protettivi immunitari già preconfezionati – come ad esempio anticorpi della classe A (IgA) – anche sostanze, come gli oligosaccaridi, che favoriscono un buon impianto della flora batterica nell'intestino del neonato.

Una storia diversa

Chiaramente la storia di un bambino nato da parto cesareo o allattato con l'uso del biberon e del latte artificiale inizia in modo completamente diverso. I primi micro organismi a colonizzare le mucose dell'apparato digerente e respiratorio del bambino saranno quelli della sala operatoria e quindi anche del personale sanitario presente; solo successivamente, se il neonato può essere attaccato al seno materno, potrà venire in contatto con la flora batterica materna. Nel caso di bambini nati prematuri questo contatto non è possibile, ed il piccolo viene subito posto nell'ambiente sterile dell'incubatrice.

Anche la composizione della flora microbica vaginale materna durante il parto sembra influenzare la predisposizione alla comparsa di asma nei figli, come infatti suggerisce uno studio danese in cui è stata segnalata una correlazione negativa, statisticamente significativa, tra la colonizzazione vaginale da parte di *Ureaplasma urealyticum* durante la gravidanza ed al momento del parto e la comparsa di attacchi asmatici durante i primi cinque anni di vita dei nati. Al contrario invece, i nati da madri che presentavano una colonizzazione vaginale da stafilococchi e che avevano usato antibiotici in gravidanza hanno dimostrato una correlazione positiva con l'insorgenza dell'asma (16).

Anche il tipo di parto ha dimostrato avere una certa influenza sulle manifestazioni allergiche.

I passaggi evolutivi attraverso i quali nell'intestino umano si stabilisce una particolare flora microbica sono complessi e includono l'ambiente in cui si vive, le persone che si frequentano (ad esempio fratelli che vanno all'asilo), i cibi introdotti, i farmaci assunti, soprattutto antibiotici, le emozioni che si vivono. Sappiamo infatti che gli stati emotivi, presenti anche nei neonati, alterano la produzione della saliva, dei succhi digestivi sia gastrici che intestinali, e di conseguenza causano un cambiamento di pH intestinale che influisce sulla possibilità di sopravvivenza delle popolazioni batteriche, portando ad una selezione e magari ad un ambiente più favorevole alla sopravvivenza dei funghi (Candida).

Nel tempo vi è quindi un continuo succedersi dei micro organismi stessi e una delicata interazione tra i microbi e l'ospite. Tutto ciò porta ad una stabile popolazione che abita specifiche regioni dell'intestino.

Nel neonato che viene allattato al seno, la flora intestinale predominante è rappresentata dai *Bifidobatteri*, mentre nell'intestino dei bambini allattati con latte formulato è rappresentata principalmente da *Enterobatteri* e organismi Gram-negativi (che comprendono la maggior parte dei batteri patogeni ed a differenza dei Gram-positivi sono più resistenti all'attacco degli antibiotici) (4).

Questa diversa composizione della flora batterica è stata osservata anche in due popolazioni di bambini: quelli estoni, che presentano una bassa incidenza di patologie allergiche, e quelli svedesi, che invece hanno un'alta incidenza di manifestazioni allergiche. Dallo studio (5) emerge la profonda differenza tra la flora batterica intestinale dei bambini estoni, che è formata da una prevalenza di popolazioni di Lattobacilli ed Eubatteri (prevalenza di Gram-positivi), e quella degli svedesi con un'ampia rappresentanza di Clostridi (prevalenza di Gram-negativi). Questa è la stessa differenza che abbiamo ritrovato confrontando i neonati allattati al seno con quelli allattati artificialmente!

Che cos'è la flora batterica?

La flora batterica è un insieme di micro organismi, prevalentemente batteri, che vive in stretta associazione con noi. Il rapporto con la flora batterica è di mutuo scambio, una vera e propria simbiosi, dove ognuna delle due parti contribuisce alla sopravvivenza dell'altra. Diverse popolazioni di flora batterica, interdipendenti tra di loro, ricoprono ed aiutano a proteggere la cute, le mucose dei genitali esterni, le alte vie respiratorie e l'intestino. Solo nell'intestino vi sono almeno 400 specie batteriche diverse, ed ogni specie si colloca in una propria nicchia lungo il tratto gastrointestinale, scegliendo la zona dove le condizioni di pH sono più favorevoli alla sua sopravvivenza.

IL SISTEMA IMMUNITARIO

Nasciamo tutti allergici

Il nostro organismo è protetto da un complesso apparato di difesa chiamato sistema immunitario. Quando si trova in una situazione di equilibrio, ci permette di combattere e debellare sostanze o micro organismi potenzialmente patogeni, masse cellulari anomale, parassiti, corpi estranei... Ma quando l'equilibrio si spezza ne deriva al contrario una possibile reazione contro parti del nostro stesso organismo (autoimmunità), verso sostanze innocue (allergia) o ancora possono sfuggire completamente al controllo parassiti e masse cellulari tumorali.

L'esercito del sistema immunitario: personaggi ed interpreti

Il sistema immunitario è formato da due linee di intervento: la prima "aspecifica" e la seconda "specifica".

La linea aspecifica, come dice il nome, è costituita da cellule (*neutrofili* e *macrofagi*[2]) che si comportano come gli spazzini delle nostre strade cittadine: puliscono senza chiedersi chi siano gli ospiti indesiderati.

La linea specifica, invece, si arma proprio verso quel tipo specifico di ospite indesiderato, e proprio questa specificità porta poi ad avere "memoria" dell'intruso e riconoscerlo più velocemente una volta che dovesse riproporsi. Queste cellule si chiamano linfociti. I linfociti si suddividono a seconda del distretto di maturazione in B, che maturano nel midollo osseo (B da *bone*, osso) e T, che maturano nel timo. Gli squilibri nella risposta del sistema immunitario nascono prevalentemente dalla linea T.

Nelle situazioni di normalità, quando i macrofagi (della linea aspecifica) incontrano degli antigeni[3] estranei, li fagocitano (mangiano), li frammentano (digeriscono) per poi esporli sulla propria superficie. Solo quando gli an-

2. *Macro* significa grande, *fago* significa che mangia.
3. Tutte le sostanze, prevalentemente proteine, capaci di provocare una risposta immunitaria.

tigeni sono esposti sulla superficie dei macrofagi, i linfociti Th (h da *helper*, aiutante) li possono riconoscere come estranei. A questo punto i linfociti T "aiutano" i B (sempre della linea specifica) e li stimolano a produrre anticorpi[4] che si agganciano all'antigene e lo rendono riconoscibile anche dalle altre cellule del sistema immunitario, dando il via a una cascata di reazioni che portano alla sua eliminazione, ma contemporaneamente creano una memoria che consente all'organismo di intervenire in modo rapidissimo se l'estraneo si dovesse ripresentare.

I linfociti T, agenti speciali antisommossa

I linfociti T sono costituiti da alcune sottoclassi Th0, Th1, Th2, Th3. Proviamo ora ad immaginare il nostro sistema immunitario come una bilancia a due piatti, costituiti da due diverse classi (fenotipi) di linfociti T in equilibrio tra di loro, Th1 e Th2, che si originano da un unico Th0 nativo, in conseguenza dello stimolo dato dall'ospite indesiderato al sistema immunitario. I linfociti Th1 sono deputati all'immunità chiamata di tipo cellulare[5] perché mediata da macrofagi (cellule), primaria difesa contro funghi, virus e tumori, e quindi con funzione prevalentemente antinfettiva; con Th2 è indicata invece l'immunità di tipo umorale[6] (che si svolge nel sangue), che porta alla produzione di anticorpi specifici IgA, IgE, IgM, IgG contro molecole ritenute pericolose. Questo secondo tipo di risposta immunitaria, grazie alla produzione degli anticorpi, è quella che porta poi ad avere una memoria immunitaria.

Alla base di ogni problema immunologico c'è uno squilibrio tra i due piatti della nostra immaginaria bilancia rappresentati dalle funzioni Th1 e Th2. La risposta davanti ad uno stesso stimolo può essere sia Th1 che Th2, dipende dallo stato immunologico della persona. Quando siamo in presenza di una predominanza di Th2 ci sarà una produzione sempre e comunque di anticorpi e quindi, quando vengono prodotti verso sostanze innocue, significa che avremo una risposta di tipo allergico con livelli elevati soprattutto di IgE.

4. Gli anticorpi sono proteine che riconoscono in modo specifico un determinato antigene, come accade per una chiave quando riconosce la serratura.

5. Immunità cellulare: non coinvolge la produzione di anticorpi, si espleta attraverso l'azione di cellule del sistema immunitario (macrofagi, attivati dai Th1), che danneggiano e quindi distruggono cellule del nostro organismo infettate da virus, batteri o funghi. Entra in gioco anche nel rigetto d'organo.

6. Immunità umorale: si espleta attraverso la produzione di anticorpi nel plasma sanguigno (umore) da parte dei linfociti B, attivati dai Th2 mediante la produzione di citochine (interferone ecc. vedi capitolo 10).

La risposta mediata invece dai Th1 è conosciuta come "risposta infiammatoria acuta" ed è un processo messo in atto per distruggere (mangiare) ed espellere gli antigeni, è quella alla base anche del "rigetto" dopo un trapianto, e si attua mediante i classici *calor* (calore), *dolor* (dolore locale), *rubor* (rossore, per aumento della circolazione sanguigna), *tumor* (rigonfiamento), *functio laesa* (compromissione funzionale della zona colpita, ad esempio un'articolazione) con produzione di muco o pus e possibile diarrea. Con la predominanza di questo tipo di risposta avremo all'estremo una situazione di autoimmunità perché ad essere "mangiato" sarà qualche pezzo del nostro organismo.

Importanza della risposta infiammatoria

Il processo infiammatorio, o flogosi, è una reazione di difesa innata (non acquisita), che il nostro sistema immunitario mette in atto per eliminare agenti estranei che si sono introdotti nell'organismo.

Il processo infiammatorio, altresì, è una misura anche della capacità reattiva e di "autocura" dell'organismo, quando si svolge e si risolve in tempi adeguati; nel comune pensare tuttavia è considerato, come il dolore, una "cosa negativa" da eliminare e ridurre il prima possibile, invece che ascoltarla, lasciare che svolga la sua funzione curatrice o eventualmente prevenirla.

Le varie fasi dell'infiammazione (calor, dolor, rubor, tumor, functio laesa) servono per far confluire nella zona interessata il maggior numero di cellule immunitarie nel minor tempo possibile, in modo da poter risolvere l'intrusione. Il concerto di azioni è mediato dalle diverse classi di prostaglandine (vedi capitolo 11), utilizzate dalle cellule per comunicarsi se mantenere l'infiammazione o se dare il cessato allarme. Se però l'agente estraneo non viene eliminato completamente, oppure le cellule non sono in grado di sintetizzare prostaglandine antinfiammatorie (ad esempio per carenza di acidi grassi della serie omega 3), l'infiammazione si cronicizza e si autoalimenta nel tempo. E così avremo il permanere di sinusiti, gastriti, coliti, artriti ecc. con conseguenze anche sistemiche, perché i focolai infiammatori hanno ripercussioni su tutto l'organismo, sequestrando parte del sistema immunitario, producendo sostanze infiammatorie che tengono in allerta tutto l'organismo e portando al consumo di antiossidanti (vitamine, flavonoidi ecc.) e minerali (soprattutto ferro) per sostenere il processo infiammatorio.

Come rimaniamo allergici

Durante la gravidanza il sistema immunitario materno si orienta in modo da garantire la più bassa possibilità di rigetto del feto e riducendo così le possibilità di aborto. La protezione contro il rigetto viene attuata promuovendo la differenziazione dei linfociti Helper Th0 nel tipo 2 (Th2) piuttosto che nel tipo 1 (Th1). Il sangue materno e quello fetale, con il progredire della gravidanza, mantengono questo sbilanciamento. Al momento della nascita però, è importantissimo che il sistema immunitario del bambino viri passando all'equilibrata produzione anche di Th1. Se questo non avviene o avviene in tempi troppo lunghi, si sarà in presenza di una risposta di tipo atopico (allergica), per prevalenza di Th2. Nel primo anno di vita, mentre avviene questo viraggio, è diffusa una temporanea, blanda risposta di tipo IgE mediato, cioè una risposta allergica, agli alimenti ed agli inalanti. Questa risposta viene poi spenta nei bambini non atopici, mentre continua ad aumentare nei bambini che sviluppano manifestazioni allergiche (6). Quindi, sia gli individui atopici che i non atopici hanno una risposta immunitaria di tipo allergico nelle prime fasi della vita, nonostante ci sia una differenza nel tipo di risposta immunitaria. Sembra quindi più ragionevole cercare i fattori ambientali che, dopo la nascita, deprimono la risposta immunitaria di tipo Th1, per poter così prevenire lo sviluppo dell'allergia, piuttosto che suggerire di evitare tutti gli allergeni durante il periodo della gravidanza e successivamente.

Insomma, una ricerca per i fattori che aumentano la tolleranza sembra più efficace rispetto al sempre più diffuso concentrarsi solamente sui fattori che aumentano la sensibilizzazione (7).

Formazione della flora batterica e del sistema immunitario nel neonato

L'importanza della flora batterica per lo sviluppo del sistema immunitario e della mucosa stessa dell'intestino si è evidenziata ad esempio nei nati prematuri con peso inferiore a 1,5 kg, in cui la somministrazione enterale per 6 settimane di una miscela di Bifidobatteri e Lattobacilli, soprattutto il *rahmnosus*, ha portato ad una diminuzione dei decessi e dell'incidenza dell'enterocolite necrotizzante (3).

Lo sviluppo della flora batterica intestinale nelle primissime settimane di vita ha molteplici e sorprendenti effetti sullo sviluppo del sistema immunitario, effetti che avranno ripercussioni fino all'età adulta.

Le principali funzioni si svolgono verso l'intestino stesso, perché una buona flora batterica produce delle sostanze che nutrono gli enterociti (cellule dell'intestino) garantendone l'integrità. Questo assicura una minor permeabilità intestinale a potenziali allergeni derivanti anche da cibi non completamente digeriti.

La flora batterica compete con i micro organismi patogeni nella colonizzazione dell'epitelio intestinale, ed insieme all'indisponibilità del ferro nel latte materno (tutto legato alla lattoferrina), previene efficacemente le gastroenteriti che sono infatti più frequenti nei neonati allattati artificialmente. Interviene anche in processi metabolici[7] legati sia a sostanze presenti negli alimenti ingeriti, compreso il latte materno, che al metabolismo di eventuali farmaci assunti. Infine ha un'azione modulatoria sul sistema immunitario delle mucose, ovvero orienta e stimola lo sviluppo del sistema immunitario intestinale e di riflesso quello di tutto l'organismo.

In sintesi

Il bambino fino alla nascita vive in un ambiente sterile, ed il suo sistema immunitario, per riflesso di quello materno, si trova in una situazione di alterata reattività: cioè, per evitare reazioni di rigetto è sbilanciato piuttosto verso una risposta di tipo allergico.

Dopo la nascita le popolazioni batteriche iniziano a colonizzare l'intestino e saranno diverse a seconda che il neonato venga a contatto con la pelle ed il latte materno o con biberon e latte adattato. Nel primo caso lo sviluppo della flora batterica sarà fisiologico ed altrettanto quello del sistema immunitario, nel secondo la flora batterica non fisiologica favorirà il mantenimento della situazione di squilibrio immunitario proprio del periodo intrauterino, e quindi la reattività allergica.

7. Metabolismo: il metabolismo è il complesso delle reazioni chimiche che porta alla trasformazione di sostanze. Si divide in anabolismo (creazione di molecole più complesse da molecole più semplici) e catabolismo (trasformazione di molecole complesse in più semplici).

Capitolo 2

SVILUPPO DELLA FLORA BATTERICA DURANTE L'ALLATTAMENTO

Il nostro apparato digerente è colonizzato da una flora batterica molto eterogenea che si differenzia a seconda del tratto intestinale. Le diverse popolazioni di micro organismi si insediano in base al microambiente che si crea nelle varie zone e soprattutto in base al diverso pH delle secrezioni digestive. In alcuni tratti dell'intestino tenue, ma anche dello stomaco, gli sbalzi di pH sono repentini durante la digestione e non favoriscono l'insediamento della flora batterica, che infatti è meno rappresentata in queste aree. Nel colon invece il pH favorisce l'insediamento di un elevato numero e di numerose specie di batteri. Nel nostro apparato digerente sono rappresentati tutti i gruppi di micro organismi. Nonostante la predominanza dei batteri, troviamo molte varietà di protozoi ed anche di funghi. Dall'esame delle feci si stima che nel colon siano presenti 10^{11} cellule batteriche per grammo, e di almeno 400 specie diverse! Il 90% di questa flora batterica è comunque ancora sconosciuto. Per avere un parametro di riferimento pensiamo che tutto il nostro organismo è composto da circa 10^{14} cellule, altro che doppia identità!

Come abbiamo visto l'apparato digerente fino al momento della nascita è sterile. L'esposizione ai microbi inizia solo dopo, attraverso il contatto con il mondo esterno e soprattutto con il cibo ingerito. La colonizzazione comincia attraverso il latte materno che, nelle madri sane, contiene oltre 10^9 micro organismi per litro. I batteri che sono presenti più frequentemente nel latte di donna sono stafilococchi, streptococchi, corinebatteri, lattobacilli, micrococchi, batteri propionici e bifidobatteri che derivano in parte dalla pelle materna ed in parte dalla flora presente nei dotti della mammella.

Il latte artificiale invece è stato meno studiato da questo punto di vista, ma è probabile che contenga micro organismi derivanti dalla polvere del latte stesso, dall'attrezzatura usata per prepararlo e dall'acqua utilizzata per diluirlo.

L'ambiente esterno e i fattori legati allo stile di vita del piccolo (tipo di allattamento, abitudini familiari ecc.) sono i fattori che determinano principalmente la tipologia di batteri che entreranno in contatto e si insedieranno nel suo intestino.

È interessante vedere come lo sviluppo della flora batterica dei lattanti sia divisa secondo Cooperstock e Zedd (8) in quattro fasi: la prima corrisponde alle prime due settimane di vita, la seconda al periodo di allattamento al seno esclusivo, la terza inizia con le prime fasi di svezzamento e la quarta è il periodo di conversione alla flora batterica adulta alla fine dello svezzamento, che si conclude verso il compimento del secondo anno di vita (l'OMS infatti suggerisce di protrarre fin qui l'allattamento al seno).

Tutti i neonati sono inizialmente colonizzati da *Escherichia coli* e Streptococchi, e sembra che questa fase iniziale sia indispensabile per creare un ambiente adatto al successivo stabilirsi dei batteri anaerobi come i Clostridi, Bifidobatteri e Batterioidi, processo che avviene dal quarto al settimo giorno di vita. Nei bambini allattati esclusivamente al seno diminuiscono progressivamente l'*Escherichia coli*, i Batterioidi, i Clostridi e gli Streptococchi, lasciando la netta predominanza dei Bifidobatteri. Con l'inizio dello svezzamento viene meno questa predominanza e il profilo batterico degli allattati al seno inizia sempre più ad assomigliare a quello ritrovato nell'allattamento artificiale. Con il passare dei mesi la flora batterica si avvicinerà progressivamente a quella dell'adulto.

È quindi evidente che nei bambini allattati artificialmente manca tutta una fase di progressiva maturazione della flora batterica e conseguentemente, come vedremo, anche al sistema immunitario mancheranno alcune fasi importanti di stimolazione.

In sintesi

Lo sviluppo della flora batterica intestinale avviene con il susseguirsi di diverse fasi che dipendono dal tipo di alimenti introdotti, ed ognuna svolge un ruolo di preparazione per quella successiva. Se la vita del neonato si svolge secondo il naturale decorso, con parto per via naturale ed allattamento materno, saranno poste le basi anche per una buona colonizzazione del tratto gastrointestinale ed una conseguente buona risposta immunitaria e di tolleranza ad alimenti ed allergeni ambientali.

Capitolo 3

LA FLORA BATTERICA INTESTINALE STIMOLA LA MATURAZIONE DEL SISTEMA IMMUNITARIO

Ruolo della flora batterica nell'intestino

Le caratteristiche dell'ambiente intestinale sono molto particolari. Ci troviamo ancora in una zona esterna dell'organismo, gli alimenti diventano parte integrante dell'organismo solo dopo aver superato la mucosa intestinale ed essere entrati a costituire il sangue. Tutto ciò che non viene digerito, e assorbito cioè in qualche modo "accettato" e trasportato attraverso la parete intestinale, viene eliminato attraverso le feci. Il sistema immunitario qui ha un ruolo determinante e complesso perché, oltre alla normale difesa attuata verso gli agenti patogeni, deve contemporaneamente determinare la tolleranza distinguendo le sostanze da catalogare come "innocue", perché molecole presenti negli alimenti, da quelle potenzialmente tossiche. In tutto questo la flora batterica che abita il nostro intestino svolge ruoli preziosissimi e talmente variegati che qualcuno la definisce "organo microbico", perché svolge ruoli attivi sia da un punto di vista immunologico che metabolico. È anche difficile decidere l'ordine di importanza con cui citarli.

Partiamo quindi dal ruolo che può avere conseguenze percepibili da noi ospiti umani: la fermentazione delle fibre solubili. Gli enzimi presenti nel nostro apparato digerente non sono in grado di digerire né le fibre solubili (che creano gel quando cotte nell'acqua, come le pectine delle mele) né le fibre insolubili (che non cambiano per riscaldamento in acqua ma si idratano, cioè si limitano ad assorbire acqua, come la crusca). I batteri, invece, sono molto ghiotti di fibre solubili. Dalla fermentazione (digestione batterica con produzione di acidi e gas) di questo tipo di fibre, i batteri ricavano energia per la loro sopravvivenza e moltiplicazione producendo, come sostanze di scarto, acidi grassi a catena corta (SCFA, *short chain fatty acid*) come l'acido propionico, butirrico ecc. Questi acidi sono la fonte di nutrimento elettiva per gli enterociti (cellule della mucosa intestinale) di cui, in questo modo, viene garantita l'integrità ed il buon funzionamento; inoltre queste sostanze, che hanno un peso molecolare molto basso, sono volatili e raggiungono molto rapidamente gli epatociti (cellule del fegato), dove svolgono un ruolo chiave nella regolazione della produzione del colesterolo endogeno inibendo l'HMG-CoA reduttasi, enzima chiave della sintesi del colesterolo endogeno[8]. Anche la produzione di sostanze acide è molto importante, perché il pH dell'ambiente intestinale è uno dei fattori chiave per la sopravvivenza dei micro organismi; e quindi se questo fattore cambia, cambierà anche la popolazione batterica e fungina che vi può sopravvivere. Ad esempio in ambienti estremi sono sempre i funghi (della cui famiglia fanno parte le muffe) a sopravvivere meglio, come la famosa Candida! Per capire meglio pensate ad una marmellata o ad una conserva di pomodoro aperte: non vanno subito a male, nel senso che non fermentano velocemente, ma vengono facilmente colonizzate da muffe! E così succede anche nel nostro intestino.

La flora batterica intestinale svolge anche numerose funzioni metaboliche, di trasformazione e conseguente attivazione o inattivazione di alcuni farmaci (come ad esempio gli estrogeni della pillola anticoncezionale) e dei sali biliari[9], favorendone il riassorbimento intestinale e quindi il loro riutilizzo una volta ritornati al fegato. I sali biliari svolgono un importante ruolo nell'equilibrio della flora batterica intestinale, evitando fenomeni putrefattivi grazie al loro ruolo batteriostatico (che impedisce la moltiplicazione esagerata dei batteri) e antisettico (che elimina i batteri patogeni).

Produzione di vitamine

La flora batterica intestinale svolge un ruolo molto importante nell'assorbimento di alcuni minerali, soprattutto il calcio, il ferro ed il magnesio (per questo motivo non basta assumere alimenti ricchi di calcio per avere ossa forti, o carni rosse per avere buoni livelli di emoglobina!), e nell'assorbimento e produzione di alcune vitamine. L'assorbimento delle vitamine (sostanze indispensabili alla vita che il nostro organismo non riesce a produrre) avviene principalmente nell'intestino tenue. La flora batterica intestinale favorisce l'assorbimento delle vitamine idrosolubili (solubili in acqua, come ad esempio le vitamine del gruppo B), grazie ad un'azione di stimolo alla

8. La maggior parte delle molecole di colesterolo che servono al nostro organismo sono autoprodotte dagli organi stessi, soprattutto dal fegato e dall'intestino.
9. Sali biliari: sono composti derivati dal colesterolo, coniugati – ovvero legati – principalmente a taurina e glicina (due amminoacidi), che formano la bile insieme alla bilirubina (prodotto di degradazione dell'emoglobina) ed al colesterolo stesso. Sono indispensabili alla digestione dei grassi.

liberazione di enzimi digestivi (idrolasi e fosfatasi) da parte delle cellule intestinali (enterociti), ed anche con una propria produzione di questi enzimi. Questi enzimi infatti servono a liberare le vitamine dagli alimenti. Verso le vitamine liposolubili (solubili nei grassi) invece, la flora batterica intestinale svolge una duplice funzione: da una parte ne favorisce l'assorbimento attraverso la trasformazione dei sali biliari in acidi biliari, che aiutano le vitamine liposolubili ad attraversare la parete intestinale ed a arrivare nella circolazione sanguigna, dall'altra produce lei stessa attivamente vitamina K e PP, entrambe liposolubili.

Maturazione del sistema immunitario

La mucosa del nostro intestino è costituita da diversi tipi di cellule tra cui gli enterociti (cellule della parete intestinale) ed alcune cellule con funzione immunitaria, le cellule M[10] e le placche di Peyer[11]. A seconda delle zone, la flora batterica intestinale viene a contatto con il sistema immunitario associato alla mucosa intestinale attraverso i diversi tipi di cellule. Quando la flora batterica entra in contatto con le cellule M viene stimolata principalmente la risposta di tipo specifico, con produzione di anticorpi IgA, mentre l'interazione con le cellule delle placche di Peyer stimolano una risposta non-specifica (senza produzione di anticorpi), di tipo infiammatorio; infine, l'incontro con le cellule dell'epitelio (enterociti) fa maturare una risposta più locale e quindi più legata anche alla tolleranza agli alimenti.

Dalla sintesi di numerosi studi si è evidenziato come diversi ceppi di lattobacilli influenzano l'equilibrio Th1/Th2 (vedi capitolo 1), svolgendo un importante ruolo immunomodulante, ovvero aiutando a ridurre le risposte esagerate di tipo allergico ed autoimmune e contemporaneamente aumentando la capacità di risposta verso i veri nemici: batteri e virus patogeni.

In particolar modo alcuni ceppi (*Lactobacillus acidophilus, brevis, lactis lactis, rhamnosus, plantarum, para paracasei*) modulano sia la risposta umorale (che utilizza anticorpi) che quella cellulo-mediata (18, 19). Que-

10. Le cellule M fanno parte del MALT (Mucosal Associated Lymphoid Tissue). Sono assottigliate e membranose (da qui il nome). Sono deputate a prelevare molecole di cibo dal lato del lume intestinale e, racchiuse in una vescicola (endocitosi), le molecole attraversano la cellula M e vengono rilasciate dall'altro lato, dove con l'azione combinata di macrofagi e cellule T helper vengono catalogate come innocue, ovvero si instaura la "tolleranza" agli alimenti.
11. Sono placche costituite da linfonodi.

sta stimolazione del sistema immunitario del tessuto linfatico intestinale (GALT, gut-associated lymphoid tissue), che da solo contiene il 40% di tutte le cellule immunitarie dell'organismo, si estende per riflesso ai tessuti linfatici delle altre mucose, facendo maturare anche i tessuti linfatici lontani (tonsille, bronchi ecc.) proprio per il fatto che tutti i tessuti linfatici sono interdipendenti e associati attraverso la rete del sistema linfatico (dotti e ghiandole linfatiche). Come ha dimostrato ad esempio uno studio condotto su topi, la somministrazione orale di alcuni ceppi di lattobacilli, grazie alla stimolazione dei linfociti B e T intestinali, induce una protezione nelle mucose bronchiale e del cavo orale (20). Altri studi, condotti invece su lattanti, hanno mostrato che l'integrazione di Bifidobacterium lactis Bb12 produce un aumento delle IgA e IgM e di IgA secretorie nella saliva anche senza un significativo aumento dei linfociti B e T. E questo è un dato importantissimo, visto che la flora batterica non è presente solo nell'intestino, ma in tutti gli epiteli; la flora batterica ricopre e svolge un ruolo protettivo su tutta la pelle dell'organismo, sulle mucose dei genitali esterni, nel naso, nei bronchi, nell'orecchio ecc.

L'applicazione locale di "microflora normale" sulla superficie delle mucose, infatti, inibisce la crescita di micro organismi patogeni e mantiene i valori di pH in ambito fisiologico, riducendo le possibilità che i micro organismi patogeni possano attecchire. In alcuni studi viene infatti segnalata l'efficacia dell'applicazione dei batteri lattici nell'ambiente vaginale e anche l'efficacia, in bambini con otiti medie ricorrenti, dell'applicazione intranasale di alfa-streptococchi; questi hanno dimostrato di riuscire ad interferire con la crescita dei batteri e virus patogeni (21).

I batteri che compongono la flora batterica intestinale producono inoltre alcune sostanze, chiamate batteriocine, con azione simile a quella degli antibiotici. Queste sostanze sono in grado di disturbare la crescita e la vita di altri micro organismi meno utili e a volte patogeni come batteri ed alcuni funghi (come la Candida). In questo modo la flora batterica "buona" del nostro intestino, per impedire l'insediamento di altri ceppi indesiderati, utilizza sia l'occupazione fisica dello spazio sulla mucosa intestinale che l'azione chimica delle batteriocine. Infine contribuisce al metabolismo di alcuni farmaci, come la pillola anticoncezionale, ma anche di sostanze chimiche ingerite, trasformandole a volte in una forma più attiva, ovvero aggressiva.

In sintesi

La flora batterica intestinale svolge ruoli fondamentali per la nostra sopravvivenza:

- occupa lo spazio nel nostro intestino, sottraendolo ai patogeni;
- fermenta le fibre solubili producendo sostanze utili all'equilibrio della mucosa intestinale e capaci di ridurre la sintesi del colesterolo da parte del nostro fegato;
- produce vitamine del gruppo B, vitamina K e PP che vanno ad integrare quelle assunte con l'alimentazione;
- favorisce il riassorbimento dei sali biliari;
- quando è in equilibrio stimola la corretta maturazione del sistema immunitario attraverso l'interazione con le cellule immunitarie e con quelle dello stesso epitelio intestinale;
- metabolizza farmaci e sostanze chimiche, che a volte rende più attive.

Capitolo 4

I RITMI DEL BAMBINO E IL SISTEMA IMMUNITARIO

La vita sulla terra si svolge sotto l'influenza di ritmi cadenzati. Già la bipolarità delle cariche elettromagnetiche porta ad avere un ritmo pulsante all'interno degli atomi, delle molecole e delle cellule. Anche il nostro pianeta ha un ritmo dettato dalla polarità e dal movimento. Questo ritmo si ripercuote sulla nostra vita che viene scandita dall'alternanza luce/buio, dai cicli lunari e da quelli delle stagioni. Il mondo animale e quello vegetale sono chiaramente ritmati. Pensiamo al letargo degli animali ed alla caduta delle foglie, al germogliare delle piante ed all'estro degli animali...

La filosofia cinese, su cui si fonda la millenaria esperienza della sua medicina, basa tutti i suoi principi sull'osservazione dell'alternanza delle forze e dei ritmi. Lo yin e lo yang, i cinque elementi stagionali, il ritmo quotidiano riconosciuto agli organi, tutto si intreccia e scandisce la nostra vita. Quando si manifesta qualche squilibrio, il nostro organismo sa darci segnali chiari che, se adeguatamente interpretati, ci possono guidare per conoscere la vera natura dei nostri disturbi, l'origine delle nostre malattie, dandoci l'opportunità di prevenirne le conseguenze e, soprattutto, di curarle fin dalle cause.

Pure la nostra medicina occidentale inizia a riconoscere questo ritmo legato agli organi, e si iniziano a studiare anche gli orari in cui è meglio somministrare alcuni farmaci, dagli antistaminici ai chemioterapici. Nell'uomo i ritmi più studiati sono sicuramente quelli legati alla produzione e secrezione degli ormoni. Da queste osservazioni nasce la cronobiologia, affascinante disciplina che studia i nostri cicli ormonali.

Quando il bambino viene alla luce, uscendo da una situazione di buio, inizia la sua fase di adattamento ai cicli terrestri. Durante la gestazione il feto sottostà ai ritmi ed alle emozioni materne che gli vengono trasmesse attraverso il flusso di ormoni che arrivano ad ondate, attraverso il circolo sanguigno. I ritmi di vita ed i pensieri della futura mamma imprimono in gravidanza un ritmo di vita e di emozioni anche al feto. Con la nascita il neonato inizia ad essere indipendente nella produzione degli ormoni che governano il ritmo sonno/veglia ed a cascata tutti i ritmi circadiani. Quando la luce del sole – composta dalle frequenze di tutto lo spettro – percorrendo il nervo ottico arriva ad alcune sezioni del nostro cervello (nucleo sovrachiasmatico), viene stimolata la produzione di serotonina, ormone della veglia e del buon umore, mentre viene inibita la produzione di melatonina (sostanza che favorisce il sonno) che avviene nella ghiandola pineale o epifisi.

Serotonina

La serotonina è un ormone prodotto nell'ipofisi a partire dal triptofano, in presenza di magnesio e vitamine del gruppo B, soprattutto B_6. Il triptofano è un amminoacido ed insieme alla vitamina B_6 è diffusamente presente nei cereali (soprattutto integrali) e nella cioccolata, che contiene anche molto magnesio - questo ci spiega l'azione antidepressiva della cioccolata! La produzione di serotonina avviene in presenza di luce solare, e l'alternanza con la produzione di melatonina determina il ritmo sonno/veglia. I livelli di serotonina scendono in presenza di stati depressivi, oppure in situazioni di scarsa luminosità. Sappiamo quanto influiscono sull'umore le giornate piovose ed ancor più le stagioni nebbiose... In inverno le giornate sono brevi e quindi, vivendo secondo i ritmi imposti dalla società moderna, la nostra giornata lavorativa prosegue ben oltre le ore di luce, e questo cosa comporta? Quando la luce solare si esaurisce, naturalmente si riducono i livelli di serotonina ed aumenta la concentrazione di melatonina. Nelle persone più sensibili questo calo di serotonina porta ad una lieve depressione pomeridiana (SAD, Seasonal Affective Disorder) ed alla conseguente ricerca di dolci, perché travisiamo questo importante segnale dell'organismo che ci suggerirebbe di assumere cereali, dal sapore dolce, ricchi di triptofano e vitamine che sono, come abbiamo visto, indispensabili alla formazione della serotonina.

Latte materno e produzione di melatonina

I neonati allattati al seno presentano cicli sonno/veglia più regolari dei bambini allattati artificialmente. Queste differenze derivano, dal punto di vista nutrizionale, dalla peculiarità del latte materno di cambiare composizione a seconda dei momenti della giornata e da come succhia il bambino.

Per la secrezione della melatonina sono importanti i livelli di amminoacidi e di triptofano (28), che, nel latte materno, hanno un picco di concentrazione verso le 3 del mattino proprio per favorire il picco notturno di produzione di melatonina e di conseguenza un corretto ritmo sonno/veglia.

Melatonina

È una sostanza ad attività ormonale, secreta a partire dalla serotonina in assenza di luce, da una piccola ghiandola posta alla base del cervello: l'epifisi o ghiandola pineale. Lo stimolo per la produzione di melatonina arriva all'epifisi dal nucleo soprachiasmatico, un piccolo nucleo di cellule poste nell'ipotalamo e direttamente collegate, attraverso il nervo ottico, ad alcune cellule specializzate della retina: le cellule gangleari. Queste cellule contengono un particolare pigmento, la melanopsina, sensibile all'alternanza luce/buio. La massima produzione di melatonina si ha nel cuore della notte.

Melatonina e sistema immunitario: la melatonina non viene prodotta solo dalle cellule dell'epifisi ma anche, ed in modo più continuativo nell'arco delle 24 ore, nell'intestino e dal midollo osseo. La melatonina, che nel cervello governa la quantità e la qualità delle ore di sonno, ha un ruolo importante anche sull'equilibrio immunitario. Sembra in effetti svolgere un ruolo antinfiammatorio agendo sui linfociti Th1 e forse sui Th2, oltre che un ruolo antiossidante e inibitore di un fattore di trascrizione nucleare (NfkB). Uno studio recentissimo (45) cerca di far luce sui meccanismi con cui la melatonina ed il suo precursore, il triptofano, svolgono quest'azione complessivamente antinfiammatoria sull'organismo. Il picco notturno naturale, oltre a garantire il sonno, dà quindi una sferzata antinfiammatoria all'organismo. Altro ottimo motivo per difendere a spada tratta le ore di sonno.

Il ritmo della vita

Per noi occidentali il ritmo della vita è scandito dal battito cardiaco, dalla respirazione, e quindi siamo più propensi ad attribuire allo stress, derivante dalla sregolatezza della vita, i problemi legati all'apparato cardiocircolatorio – dalla tachicardia all'infarto – o all'apparato respiratorio – come l'ansia che toglie il fiato. Ma se volessimo cambiare leggermente punto di vista ed assumere quello della medicina tradizionale cinese o quello della medicina antroposofica, il ritmo di vita sarebbe scandito dalla milza, che aiuta il cuore. La milza è l'organo deputato al ritmo soprattutto in relazione al ricambio alimentare. Risente profondamente dell'assunzione sregolata dei pasti, che è una conseguenza inevitabile della sregolatezza delle ore di sonno e delle ore impegnate nelle attività lavorative e ricreative (50). Ma la milza è anche un importante organo nella rete del sistema immunitario. Come in tutti gli organi, quando si innesca un processo di indebolimento energetico – prima della malattia vera e propria – assistiamo ad un periodo di alterato funzionamento. L'alterata funzione dell'organo è una condizione che precede, a volte anche di anni, un'alterazione patologica, apprezzabile da indagini cliniche. Molto spesso soffriamo di disturbi, sentiamo che qualcosa non funziona, ma tutti gli esami dicono che godiamo di ottima salute! Questo accade anche per la milza e di conseguenza anche per il sistema immunitario. Lo stile di vita disordinato nel quale sono coinvolti anche i bambini, insieme alla "denutrizione occidentale", porta ad un indebolimento ed ad un'alterata risposta delle difese immunitarie non sempre apprezzabili con indagini cliniche. Come accade anche per il sistema ormonale, il sistema immunitario è un gioco di equilibri: quindi lavorare solo sulle manifestazioni, ad esempio con antistaminici nelle reazioni allergiche, non è un modo per riportare l'equilibrio, ma solo per impedire all'organismo di esprimere il proprio squilibrio.

Di quali ritmi ha bisogno il bambino

Dopo circa una settimana dalla nascita il bambino comincia ad assumere il ritmo circadiano. Inizia a riconoscere il giorno dalla notte grazie alla produzione di ormoni (serotonina/melatonina). Ha bisogno ancora di molte ore di sonno. Una vita familiare ritmata, con orari di sonno e di pasti cadenzati, sia del neonato che della madre nutrice, aiutano il bambino a trovare il proprio ritmo e crescere in armonia. Dall'altra parte una madre stanca, sonno irregolare, pasti irregolari, uscite serali in ambienti rumorosi, uscite pomeridiane negli ipermercati, stordiscono il neonato portandolo fuori dal suo ritmo naturale, provocando irrequietezza e non consentendogli di riposarsi/ristorarsi per un numero adeguato di ore.

Deficit di sonno e difese immunitarie

All'inizio del secolo scorso le ore medie di sonno dormite pro capite a notte erano ben 9! Ora siamo intorno alle 7,5 ore con punte inferiori... Ore medie! Ciò vuol dire che mediamente perdiamo 2 ore di sonno per notte.

È stato dimostrato e confermato da numerosi studi (24, 25, 26, 27) che il deficit di sonno porta ad un'alterazione delle difese immunitarie, della risposta ormonale e del metabolismo. Gli studi hanno dimostrato che anche disturbi modesti del sonno producono una riduzione della risposta immunitaria e della produzione delle citochine (mediatori cellulari) da parte dei linfociti T. È quindi molto importante creare le condizioni perché i bambini possano riposare la sera a partire dall'ora di cena fino al risveglio naturale al mattino. Quando il bambino viene svegliato per essere accompagnato al nido o alla scuola materna, già ha perso ore preziosissime di sonno.

Il sonno del bambino

Il sonno compare fin dalla trentesima settimana di gestazione. Nei primi tre mesi non sono presenti le fasi profonde del sonno, ovvero quelle non-rem. Il sonno è quindi spesso agitato e con piccoli naturali risvegli e riaddormentamenti. Solo successivamente compare anche la fase non-rem, che aumenterà progressivamente di percentuale. Sembra che questa prevalenza sia indispensabile alla maturazione che avviene nella corteccia cerebrale nel primo anno di vita.

In sintesi

Il sonno ristoratore è una vera medicina, una delle più semplici, ma spesso poco praticata. Grazie ad una giusta alternanza delle ore di sonno e di veglia il nostro organismo si rilassa, non produce ormoni dello stress ed il sistema immunitario insieme a quello ormonale possono funzionare in modo più efficace.

Capitolo 5

L' IPOTESI DELL'IGIENE

La flora batterica intestinale della popolazione dei paesi industrializzati sarebbe cambiata nel corso dell'ultimo secolo, probabilmente in conseguenza dell'aumento dello stress personale, della diminuzione delle ore di sonno dormite, degli orari non fisiologici di sonno e pasti (che compromettono il funzionamento intestinale ed il sistema immunitario), ma anche dell'introduzione di cibi troppo raffinati, semisterilizzati, precotti o igienicamente troppo controllati. L'adozione di queste nuove tecniche produttive e di conservazione è avvenuta pensando più ai profitti di tipo commerciale (come ad esempio la data di scadenza più lontana o la minor deperibilità dei prodotti) che non alla tutela o ai vantaggi per la salute del consumatore, come spesso viene invece enfatizzato. Diffusissimo ad esempio è l'uso del latte a lunga conservazione con trattamento UHT, ma anche di acqua clorata e quindi profondamente disinfettata. Nell'acqua, nel latte e in tutti gli alimenti crudi è presente una flora batterica che *può* contenere dei batteri patogeni se le condizioni igieniche di produzione o conservazione sono veramente deteriorate; tuttavia i batteri non patogeni presenti svolgono un ruolo determinante non solo nella fase di digestione degli alimenti (come nel caso del latte crudo e delle verdure crude o fermentate), ma anche di stimolo e rinforzo della flora batterica intestinale. Siamo talmente convinti del fatto che "pulito" sia meglio che, oltre a nutrirci di pasta, pane e riso bianchi, latte sterilizzato, patate e cipolle sterilizzate con i raggi gamma, utilizziamo detersivi con sbiancanti ottici (lo dice la parola, coprono solo le macchie con sostanze che spesso provocano poi allergie da contatto!), dimenticando anche che, con la sterilizzazione, uccidiamo oltre agli agenti patogeni anche tutti quei batteri utili che svolgono un ruolo importante nel corretto funzionamento del nostro organismo.

Del vantaggio di tutta questa igiene si è però da tempo iniziato a dubitare. Almeno dal 1989, quando D. P. Strachan (10) fece l'ipotesi, per la prima volta, che l'incremento esponenziale delle manifestazioni allergiche nei bambini sia dovuto, oltre a una predisposizione genetica, anche a fattori ambientali come l'inquinamento, la riduzione del numero di componenti dei nuclei familiari e lo scarso contatto con animali. Da questo deriva una minor possibilità del sistema immunitario di confrontarsi precocemente con micro organismi, acari, e anche con parassiti intestinali derivanti per lo più da fratelli e cugini. Anche l'aumento eccessivo di attenzione per l'igiene personale sembra svolgere un ruolo cruciale, soprattutto per quanto riguarda le difese a livello cutaneo, perché, come accennavamo nel capitolo precedente, anche la pelle è protetta da una sua flora batterica. I saponi per il corpo, sia liquidi che solidi, sono troppo aggressivi verso la pelle ma soprattutto verso lo strato lipidico (di grasso) protettivo che la riveste e verso la flora batterica che la ricopre. Questo eccesso di igiene praticato quotidianamente abbassa le difese cutanee sia del bambino che dell'adulto e predispone a sensibilizzarsi verso gli allergeni contenuti nei detersivi e nei capi di abbigliamento (coloranti, trattamento delle fibre, fibre sintetiche ecc.), rendendoci anche più vulnerabili alle infezioni portate da funghi e batteri. Molto frequente, ad esempio, è la comparsa di *Candida albicans*, soprattutto nelle zone genitali. È vero che questo fungo deriva da uno squilibrio della flora batterica intestinale, ma con detersioni eccessive della cute eliminiamo la preziosa flora batterica di questa e, contemporaneamente, ne cambiamo il pH, diminuendo l'acidità. In questo modo abbiamo creato un ambiente idoneo allo sviluppo delle muffe e quindi della Candida.

Queste considerazioni, riprese e studiate da numerosi autori, vanno ora sotto il nome di "Hygiene Hypothesis". Secondo questa ipotesi il viraggio delle patologie pediatriche dalle forme infettive, che hanno caratterizzato la popolazione infantile occidentale fino agli anni '60-'70 (febbre reumatica, morbillo, epatite A, parotite, ecc), a quelle allergiche ed autoimmuni (diabete tipo 1, morbo di Chron ecc.) (11) sembra strettamente correlato sia con il tipo e l'intensità degli stimoli ambientali (ad esempio associazione tra pollini e inquinanti), che con l'eccessivo miglioramento delle condizioni igienico-sanitarie. È risaputo infatti che l'incidenza delle allergie è molto contenuta nelle zone rurali, dove i pollini sono tra l'altro presenti in quantità maggiori, e nei paesi in via di sviluppo, dove vi è meno attenzione per le condizioni igieniche.

Ed allora, non si potrebbe pensare (e forse qualcuno lo sta già pensando) di progettare un vaccino orale, come già è in uso nell'immunoterapia specifica[12], utilizzando un estratto di ambienti sudici "ripulito" da potenziali patogeni, per stimolare a livello intestinale il sistema immunitario indebolito da tanta igiene?

Il sistema immunitario del feto (7) durante lo sviluppo intraplacentare, anche se in ambiente sterile come abbiamo visto, è comunque sottoposto ad una stimolazione da parte di antigeni materni. Ma il sistema immunitario dell'unità feto-placentare è fortemente sbilanciato verso una risposta di tipo Th2 (allergica, mediata da immunoglobuline) per evitare la crisi di rigetto della madre verso i tessuti fetali (mediata dai Th1). Dopo la nascita, se la flora batterica intestinale del neonato non matura adeguatamente per composizione di lattobacilli e tempi, viene a mancare quella "pressione" persistente dovuta ad alcune popolazioni batteriche e che funge, a livello intestinale, da stimolo indispensabile per la polarizzazione del sistema immunitario verso il Th1. Se il passaggio verso i Th1 non avviene abbastanza velocemente (nelle prime settimane dopo la nascita), allora il sistema immunitario rimane sbilanciato per tutto il primo anno verso la reattività allergica. In presenza invece dello stimolo (pressione) da parte della flora batterica si arriva ad un equilibrio della bilancia Th1/Th2. Chi l'avrebbe detto che la flora batterica, dei "semplici" batteri, hanno il potere di salvare i bambini dalla strada dell'allergia?

Un altro fattore di rischio per l'insorgenza di allergie, emerso in questi ultimi anni (12, 13), riguarda la somministrazione di antibiotici ai bambini durante il primo anno di vita. Importanti studi sono stati condotti su un ampio campione di bambini, come ad esempio quello effettuato dai ricercatori dell'università di Manitoba (Canada) su 13.116 bambini, seguiti dalla nascita fino al compimento del settimo anno di vita. I risultati ottenuti sono statisticamente significativi per la correlazione positiva netta tra la somministrazione di antibiotici durante il primo anno di vita e l'insorgenza di asma nel primo settennio. E inoltre, la possibilità di ammalarsi di asma è direttamente proporzionale al numero di trattamenti antibiotici ricevuti. I farmaci più problematici sembrano essere le cefalosporine, antibiotici ad ampio spettro – che sono cioè in grado di colpire contemporaneamente tanti ceppi (tipi) di batteri diversi. Nell'interessante studio effettuato da Johnson (14), anche se su un campione meno numeroso di bambini, emerge chiaramente l'impor-

12. SLIT (SubLingual ImmunoTherapy), somministrazione per via sublinguale di vaccini orali costituiti da dosi crescenti di pollini o acari per desensibilizzare verso gli allergeni.

tanza, per la prevenzione delle allergie, anche di avere animali domestici, di essere allattati al seno e del fattore genetico (ereditario). Infatti, secondo i risultati di questo studio, i bambini che hanno avuto almeno un trattamento antibiotico nel primo anno di vita, non sono a contatto con animali domestici e sono stati allattati artificialmente hanno un rischio di diventare asmatici aumentato di quasi 11 volte!

Parto cesareo e asma

Anche la modalità con cui viene affrontato il parto può influire sulla comparsa dell'asma infantile. Mettendo a confronto i bambini nati da parto per via naturale con quelli nati da parto cesareo, si è visto che scegliendo una parto cesareo la probabilità di avere un bambino asmatico aumenta del 52%, e tocca la soglia del 59% se il cesareo viene eseguito d'urgenza (17). Ancora non sono chiare le motivazioni, ma le ipotesi che sembrano avere più credito sono: mancato contatto con la flora batterica del collo dell'utero e della vagina e somministrazione di antibiotici alla madre. Questi influenzerebbero poi il corretto sviluppo della flora batterica intestinale nel bambino.

Dagli studi emerge inoltre che il parto cesareo può aumentare anche il rischio di allergie alimentari nei nascituri, probabilmente sempre perché, non uscendo attraverso il canale vaginale, il neonato non viene a contatto con la flora batterica vaginale della madre e quindi, ad essere deglutiti ed a colonizzare il tratto gastrointestinale, saranno per primi i batteri dell'ambiente e non della madre. Sembra che questo impatto sia determinante soprattutto quando già la mamma soffre di qualche allergia (23), e quindi quando nel bambino vi è già una predisposizione familiare alle allergie.

Vaccinazioni ed equilibrio Th1/Th2

In questo percorso di allontanamento dal naturale sviluppo del sistema immunitario, in quest'ottica molto interventista, in cui non viene più riconosciuto che la natura fornisce tutti gli elementi al sistema immunitario del bambino per svilupparsi in modo equilibrato, ancora una volta si individua un nemico da combattere. Abbiamo visto che subito dopo la nascita il sistema immunitario del bambino è in un momento estremamente delicato, perché deve riprendersi (riequilibrarsi) dal naturale squilibrio verso Th2 (vedi capitolo 1), funzionale durante la gestazione per evitare fenomeni di rigetto.

Nei mesi successivi alla nascita, grazie al contatto con batteri di varia natura (dal canale vaginale al seno materno e all'ambiente casalingo durante la fase di gattonamento) e, in un secondo momento, con il passaggio attraverso le "malattie infettive dell'infanzia", il sistema immunitario ha il suo percorso di allenamento naturale, per raggiungere la completa maturità in perfetto equilibrio. L'intervento vaccinale, nell'ottica di combattere il nemico (poliomielite, rosolia, pertosse ecc.) fa lo sgambetto al sistema immunitario, proprio all'inizio di questo percorso! Come spiega in modo chiaro ed esauriente il farmacologo e tossicologo dott. Gava nei suoi scritti (51, 52) supportati da un'ampia bibliografia scientifica, la vaccinazione multipla, precoce, agisce in un certo senso come se congelasse lo sbilanciamento della risposta immunitaria, mantenendo l'iperreattività di tipo Th2, con soppressione della funzione Th1. Questo indebolimento del sistema immunitario, a cui concorrono anche la somministrazione precoce di antibiotici ed antinfiammatori tra cui il cortisone, porta ad un conseguente aumento delle patologie della prima infanzia: otiti, bronchiti, sinusiti ecc. che diventano croniche e ricorrenti.

Oltre l'ipotesi dell'igiene

La visione dell'equilibrio Th1/Th2 data dall'ipotesi dell'igiene si è rivelata troppo semplicistica. Secondo la teoria dell'igiene, infatti, Th1 e Th2 sono visti come due piatti di una bilancia: se aumenta uno (ad esempio il Th2 che porta ad un aumento della risposta di tipo allergico e di conseguenza delle manifestazioni allergiche), dovrebbe di conseguenza diminuire l'incidenza delle malattie legate all'eccesso di Th1 – come diabete di tipo 1, sclerosi multipla, tiroidite autoimmune, artrite reumatoide, celiachia ecc. e viceversa; invece nei paesi occidentali, negli ultimi cinquant'anni, abbiamo assistito all'aumento di patologie sia allergiche che autoimmuni. Ed allora?

A questa considerazione possiamo aggiungere l'esempio dei bambini estoni in cui si presenta una bassa incidenza sia delle allergie che del diabete tipo 1 e del morbo celiaco (22); quindi questi bambini hanno una normale reattività sia di tipo Th1 che Th2. Questi due esempi fanno decadere l'ipotesi della bilancia a due piatti, dove se Th2 è iperreattivo Th1 sarà iporeattivo. E quindi, se partiamo solo dall'ipotesi dell'igiene, gli allergologi cercano di spostare l'equilibrio dalla risposta di tipo Th2 (risposta allergica) verso il Th1, mentre i ricercatori che lavorano nel campo dell'autoimmunità cercano di spostare l'equilibrio dal Th1 (risposta autoimmune) verso Th2. Ed allora, possiamo rileggere l'ipotesi dell'igiene integrandola con il pensiero di Björkstén. Questo ricercatore sostiene che la flora batterica intestinale esercita un'importantissima "pressione antigenica". Cioè la flora batterica intestinale stimola costantemente il sistema immunitario intestinale, mantenendolo allenato a non reagire in modo anomalo ed esagerato. Possiamo dire che la flora batterica mette un freno alle reazioni sconsiderate sia dei Th1 che dei Th2. Questo freno è incarnato da altri linfociti T che svolgono questa funzione regolatoria: i Th3 ed i Tr1. Riassumendo: secondo questa ipotesi, quindi, gli antigeni della flora batterica intestinale svolgerebbero un ruolo immunosoppressivo (di freno) complessivo sia su Th1 che Th2, e quindi se la flora batterica è carente – mancando la produzione del freno – si verificheranno risposte esagerate in entrambe le direzioni Th1 e Th2 (autoimmune e allergica).

In sintesi

In questi ultimi decenni si è andata affermando un'eccessiva attenzione per l'igiene, un aumento dei parti cesarei ed un aumento della somministrazione di antibiotici soprattutto nel corso del primo anno di vita. Tutti questi fattori, anche se apparentemente disparati, concorrono ad una colonizzazione non adeguata dell'intestino del neonato da parte dei micro organismi che formeranno la flora batterica. Poiché la flora batterica intestinale svolge un ruolo fondamentale nella maturazione del sistema immunitario non solo intestinale ma di tutto l'organismo, quando le condizioni ambientali – per eccesso di igiene e somministrazione precoce di antibiotici o per parto per via non naturale – non consentono un adeguato ingresso di batteri nell'intestino, anche la maturazione del sistema immunitario sarà anomala, predisponendo a iperreazioni sia a sostanze innocue (allergia) che a cellule dell'organismo stesso (autoimmunità). A questo si aggiunge inoltre che la somministrazione di vaccini multipli proprio nelle prime fasi di sviluppo del sistema immunitario mantiene, congela, la naturale predisposizione alle manifestazioni allergiche – che però sarebbe propria solo dei primi mesi di vita – e la depressione della risposta immunitaria, con conseguente aumento delle malattie croniche e ricorrenti anche nella prima infanzia (otiti, bronchiti ecc.).

Capitolo 6

I DISINFETTANTI

È vero che il bambino nasce sterile e che i suoi contatti con i batteri devono avvenire di preferenza solo attraverso la pelle ed il latte materno. Ma abbiamo sviluppato nei confronti dei bambini un atteggiamento iperprotettivo che diventa anche iperigienista. È anche vero infatti che fin da subito, anzi ancor prima di nascere, il bambino ha il riflesso della suzione, e le sue mani dopo la nascita non sono sterili! Il sistema immunitario del bambino, come abbiamo ampiamente avuto modo di vedere, viene stimolato, matura e prende pieghe diverse a seconda del tipo di stimolazione ambientale che riceve. Se non riceve nessuna stimolazione dall'ambiente, mantiene di preferenza l'equilibrio, anzi lo squilibrio, che ha alla nascita, tutto spostato verso la reattività allergica (Th2). Quando offriamo il ciuccio al bambino o dobbiamo allattarlo con l'utilizzo del biberon si pone il problema della pulizia e dell'igiene... e puntando sempre e comunque alla sterilità crediamo di fare la cosa migliore.

Per meglio capire i termini della questione vediamo intanto alcune definizioni:

- *pulizia*: eliminazione dello sporco, cioè di polvere, macchie, cattivi odori;
- *disinfezione*: riduzione della carica microbica di almeno centomila volte, senza eliminarla completamente, rendendo il materiale disinfettato praticamente privo di patogeni;
- *sterilità*: eliminazione di ogni forma microbica vivente, comprese le spore.

Per quanto riguarda le normali pratiche di igiene attuate a livello casalingo è consigliabile fermarsi alla pulizia, in casi particolari (infezioni da Candida...) è utile disinfettare.

Per la pulizia dei giochi dei biberon e dei vestiti dei neonati vi sono diverse possibilità. Proviamo a metterle a confronto.

- *Detersivo ecologico*: con la dicitura ecologico intendiamo un detersivo che rispetti l'uomo e l'ambiente. La scelta del detersivo è molto delicata perché, soprattutto se si usano contenitori in plastica (biberon, piatti ecc.), a questa rimangono sempre adese alcune molecole di detersivo (soprattutto i tensioattivi), che poi possono essere rilasciate nei cibi quando questi vengono versati caldi, oppure nel caso ci siano ingredienti che aumentano l'acidità come ad esempio il pomodoro, il succo di limone o d'arancia. Per detergere le stoviglie dei bambini sono sufficienti acqua calda, una buona spugna o spazzola da bottiglie e succo di limone o aceto, che hanno una buona azione sgrassante ed anche in parte disinfettante.

- *Bollitura o sterilizzazione a vapore*: per assicurare l'eliminazione di batteri patogeni è sufficiente, come avviene nella pastorizzazione del latte, applicare una temperatura di 80°C. Sopravvivono a questa temperatura solo le spore dei funghi e di alcune specie batteriche sporigene come il terribile *Clostridium botulinum* che però non sono presenti negli alimenti normalmente utilizzati per l'alimentazione del bambino. Quindi il passaggio con acqua bollente ci garantisce un sufficiente grado di sterilità, l'importante è poi maneggiare gli oggetti con le mani pulite ed avere l'accortezza di non starnutirci o tossirci sopra! Per disinfettare gli indumenti può essere utilizzato il ferro a vapore.
- *Raggi UV*: anche i raggi ultravioletti del sole hanno un'azione debolmente disinfettante. Sia negli studi dentistici che di estetica, vengono utilizzate lampade UV per sterilizzare pinze e piccoli utensili. Al sole quindi possiamo far asciugare i vestiti dei bambini, che ne risulteranno anche discretamente disinfettati. Possiamo utilizzare i raggi solari anche come sbiancanti. Dopo aver passato sapone di Marsiglia sulle macchie, bisogna esporre i panni sporchi al sole e poi lavarli normalmente.
- *Microonde*: agiscono sterilizzando velocemente, grazie a meccanismi combinati termici e non termici. I meccanismi non termici uccidono i micro organismi, alterandone la struttura delle proteine (enzimi, trasportatori ecc.) e disturbando la sintesi del DNA, con la produzione di forme aberranti. Questo avviene anche nel cibo che viene passato al forno a microonde e nell'organismo di chi staziona nei pressi del forno, se vi sono dispersioni anche piccole.
- *Disinfettanti*: sono delle sostanze chimiche che, in certe concentrazioni, riescono a distruggere tutte le forme di micro organismi. I più utilizzati, soprattutto in ambito casalingo, sono sicuramente quelli a base di cloro; nel nostro paese il cloro viene utilizzato anche per il processo di potabilizzazione dell'acqua. I disinfettanti a base di cloro difficilmente vengono

rimossi completamente, e persistono per diverse ore sulla superficie degli oggetti. Si sciolgono però facilmente nei cibi caldi o a contatto con la saliva. Queste microingestioni di disinfettante possono essere un pericolo per il delicato equilibrio della flora batterica intestinale, oltre che avere un certo livello di tossicità per la mucosa orale e dell'apparato digerente o, per inalazione, per quella dell'apparato respiratorio.

Il Botulino

Il *Clostridium botulinum* è un batterio sporigeno, che forma cioè delle spore per sopravvivere a lungo in ambienti non favorevoli. Le spore si schiudono solo in ambiente anaerobio (privo di ossigeno) e con pH superiore a 4.6; il batterio produce a questo punto una sostanza neurotossica, che provoca paralisi flaccida della muscolatura, portando in casi estremi anche alla morte. Le spore non si schiudono nell'intestino maturo: invece possono schiudersi nell'intestino dei bambini al di sotto del primo anno di vita. Tipicamente gli alimenti più a rischio sono le conserve di verdure sottolio che non hanno subito un trattamento acidificante (bollitura in aceto, fermentazione), carni e pesci conservati sottolio o con salagione. La tossina comunque è termolabile, bastano 4-5 minuti a 80 °C per distruggerla. La prevenzione si effettua lavando accuratamente le verdure prima di impiegarle per le conserve; utilizzando aceto o facendo fermentare velocemente le verdure in modo da creare un ambiente acido; eliminando i barattoli che si sono rigonfiati, o in cui le verdure hanno assunto una consistenza viscida, anche in mancanza di cattivi odori.

Si sconsiglia di dare miele crudo ai bambini sotto l'anno perché potrebbe contenere spore di botulino, capaci di schiudersi nell'intestino immaturo.

In conclusione possiamo dire che una giusta igiene per garantire l'assenza di batteri patogeni o residui di cibo è necessaria. Ma un eccesso di igiene porta ad avere residui di disinfettanti o detersivi sia sugli oggetti che il bambino usa quotidianamente che sugli abiti, con conseguente possibile alterazione della flora batterica dell'intestino e della cute. Inoltre si possono presentare dei fenomeni irritativi o reazioni allergiche a causa del contatto della pelle con sostanze chimiche (sbiancanti ottici, ammorbidenti ecc.). Questo fenomeno può presentarsi anche in conseguenza di una pulizia personale effettuata con saponi troppo aggressivi, che eliminano il film di grasso protettivo e la flora batterica propria dell'epidermide. Per pulire un neonato basta l'acqua, eventualmente con aggiunta di amido di riso, oppure si può utilizzare un po' di olio per il corpo. Dovremmo trattare sempre la pelle del corpo del bambino come se fosse una delicatissima pelle del viso.

In sintesi

La preoccupazione per l'eccessiva igiene di alimenti ed indumenti ci porta ad utilizzare sempre più spesso sostanze dannose per l'organismo umano, soprattutto per quello in crescita dei bambini. Queste sostanze, oltre a ridurre il contatto con la flora batterica ambientale, rimangono adese a stoviglie, giochi e indumenti che vengono a contatto con pelle, bocca e intestino del bambino, provocando irritazioni e possibili alterazioni delle difese immunitarie.

Capitolo 7

I CIBI PRECOTTI

Nel nostro generale andare alla deriva alimentare rivestono un grande ruolo i cibi precotti, quelli utilizzati nelle mense aziendali e scolastiche, ma soprattutto il loro uso casalingo quotidiano. Moltissimi adulti non sanno più cucinare! E l'aspetto più grave è che sembra molto normale! Tant'è vero che la maggior parte delle famiglie dà per scontato che merende, biscotti, pizze... si comprano già pronti, sempre nascondendosi dietro alla scusa della mancanza di tempo, o ancor peggio dei gusti dei bambini che "preferiscono" e quindi mangiano, senza fare storie, più volentieri i cibi pronti rispetto a quelli preparati freschi in casa. È vero che preparare quotidianamente due pasti, la colazione e le merende è impegnativo, ma se vogliamo garantire la salute a noi ed ai nostri figli la preparazione dei pasti non è assolutamente delegabile all'industria. Cerchiamo di capire perché!

Nei cibi precotti vi è la necessità di utilizzare maggiori quantità di sale e di grassi (non certo olio extravergine di oliva), per esaltare il sapore e per mantenerne la palatabilità dopo il riscaldamento o la ricottura. Anche i modi di dire della saggezza popolare ci ricordano che la famosa "minestra riscaldata" non è più appetitosa e saporita come quella preparata con verdure fresche, magari appena raccolte. Riscaldare e ricuocere le pietanze ne riduce il sapore, ne peggiora la consistenza e richiede un'aggiunta di sale, un naturale "esaltatore di sapidità", e di condimenti per renderle ancora gradevoli. Basta pensare ad una pizza fatta in casa riscaldata o una pasta riscaldata il giorno dopo... Le pizze e le paste industriali già condite, per mantenersi morbide o croccanti, sono additivate di grassi, emulsionanti ed altre sostanze che cercano di mantenere le caratteristiche iniziali in modo del tutto artificiale, spesso anche con aromi[13] che ricordano l'aroma del pane appena sfornato.

13. L'aroma è la caratteristica che distingue un alimento; comprende odore e sapore conferiti da una miscela di sostanze naturalmente presenti. Gli aromi vengono utilizzati dall'industria alimentare per rinforzare, standardizzare o imitare il gusto originale. Nelle etichette possiamo trovare la dicitura aroma che corrisponde ad una sostanza di sintesi non presente in natura, oppure aroma naturale che per l'ultimo regolamento CE n. 1334/2008 deve corrispondere almeno per il 95% ad una base naturale, che può essere o meno specificata.

Attenzione a non cadere nel tranello degli ingredienti: se per fare la pizza è stata usata una farina già "migliorata" con additivi ed aromi, sulla confezione non lo troverete scritto, perché il produttore ha l'obbligo di citare in etichetta solo gli additivi utilizzati per la preparazione, non quelli eventualmente già contenuti nelle materie prime.

Le caratteristiche organolettiche si esprimono attraverso una serie di sensazioni evocate dall'alimento; tra queste la croccantezza (che decade drasticamente negli alimenti conservati), il profumo ed il sapore (che derivano per lo più dalla presenza di oli essenziali molto volatili e delicati, molto sensibili al contatto con l'aria, ai tempi di cottura e di conservazione). Si aggiungono quindi aromi di sintesi, oppure... si abitua il consumatore a sapori più piatti, sempre più lontani dal profumo di cibo che fa venire l'acquolina in bocca; e questa a sua volta stimola appetito e digestione, ma anche il senso di sazietà!

Così i cibi precotti e in genere una cucina troppo industrializzata tengono alla «larga» i bambini dagli alimenti più veri e più sani. Chi mangia più frutta, verdura e pane integrale riesce a percepire meglio i sapori e di conseguenza ricerca cibi più semplici e naturali. E questo purtroppo accade fin dalle prime pappe, spesso addizionate, soprattutto in quelle prodotte dalle multinazionali, con aromi di sintesi che deviano fin dai primi mesi l'istinto del bambino.

L'esperto nutrizionista Klaus Duerrschmid, dell'Universitaet fuer Bodenkultur (Austria) ha scoperto, con sorpresa, che solo un bambino su tre (dai 10 ai 13 anni) sa riconoscere bene i quattro elementi «fondamentali» del gusto: dolce, salato, amaro, aspro/acido. Oltre un terzo ne riconosce due, il 25% appena uno, e l'8% nessuno.

Le cose non vanno molto meglio con gli odori. Solo uno su nove è stato in grado di riconoscere gli undici odori sottoposti all'attenzione; uno su due ne ha individuati la metà. Poiché non esistono studi comparativi per sapere come fosse la situazione vent'anni fa, l'ipotesi, per quanto concerne il gusto, è che i cibi già pronti limitino le capacità sensoriali dei bambini. Ma anche nelle nostre scuole vengono eseguiti numerosi "esperimenti" su odori e sapori, per scoprire che i bambini non riconoscono più l'odore vero della frutta, e ancor peggio l'hanno sostituito nel loro cervello con l'odore dell'aroma di sintesi!

Il problema della deviazione dei gusti dei bambini, deviazione che li porta a scegliere alimenti sempre più industrialmente "falsificati", è tra l'altro

l'apporto inferiore di:
- vitamine ad azione antiossidante, come la vitamina A, C ed E, che preservano le funzioni del sistema immunitario;
- enzimi e flora batterica che favorirebbero la digestione dell'alimento e che vengono a mancare nel latte e nei succhi di frutta pastorizzati, oltre che nelle farine precotte per la prima infanzia.

Carenze che causano un indebolimento immunitario progressivo

Ricordiamo quindi che, se ci venisse la tentazione di acquistare cibi precotti soprattutto per i bambini, l'aggiunta di maggiori quantitativi di sale, zucchero o, peggio, di aromi di sintesi che aiutino ad esaltare o sostituire il sapore dei cibi li allontana dall'istinto naturale e dal consumo di frutta e verdura. E gli aromi di sintesi sono abbondantemente utilizzati proprio nei dessert per bambini, spacciati per yogurt, nelle stesse pappe precotte per la prima infanzia, nei biscottini da aggiungere al biberon... Impariamo a leggere sempre le etichette in modo critico!

Infine, non meno importante, è capire alcuni aspetti delle logiche di mercato e come gli aromi contribuiscono a "fidelizzare" il consumatore: fin dalla culla siamo bombardati da "aromi" del latte artificiale, del biscotto, dei giochi! Ed il ricordo olfattivo rimane impresso nel nostro cervello riportandoci, più velocemente delle immagini, allo stato emotivo collegato al primo incontro con quell'odore. Ad esempio alcuni ricercatori tedeschi hanno verificato come adulti che avevano assunto da bimbi alimenti vanigliati preferissero il ketchup all'aroma di vaniglia.

In sintesi

L'uso dei cibi precotti, soprattutto nei bambini, favorisce una riduzione delle capacità digestive, compromettendo il buon equilibrio della flora batterica intestinale e di conseguenza l'equilibrio del sistema immunitario; danno un ridotto apporto di vitamine naturali; contemporaneamente possono contenere sostanze di sintesi ed aromi dannosi ed un eccesso di sale e zucchero.

I cibi precotti inoltre orientano i gusti del bambino verso sapori lontani da quelli naturali, molto più poveri di sostanze vitali, e non lo educano a saper riconoscere le sostanze non naturali e a sapersi "difendere" da esse.

Capitolo 8

LE ATTUALI CARENZE NELL'ALIMENTAZIONE OCCIDENTALE

Fin troppo si parla del cibo spazzatura (junk food), di quanto fa male ai bambini: le merendine e gli snack industriali. È come parlare di quanto fanno male il computer o la pubblicità o i cartoni animati violenti... Se ne parla, ma la situazione non cambia. I bambini continuano a crescere consumando merendine, biscotti, bibite dolcificate addirittura con saccarina ed aspartame, pane e pasta bianca, alimenti precotti come biscotti e merendine con margarine, grassi vegetali o animali non ben identificati. Nelle famiglie si usano perché piacciono ai bambini! Sono facili da reperire e costano poco! Ma anche un buon pane con burro e marmellata costa poco...

Dall'inizio del secolo scorso, la nostra alimentazione ha subito un tracollo nutrizionale. Le farine integrali sono state via via sostituite da farine raffinate, non tanto per un'esigenza dei consumatori, ma piuttosto per un'esigenza dell'industria. I prodotti raffinati si conservano molto meglio degli equivalenti integrali, perché durante il processo di raffinazione (sia dei cereali che degli oli) vengono eliminate alcune parti composte da grassi "delicati" che irrancidiscono velocemente. Infatti la farina integrale, la pasta integrale, gli oli di semi spremuti a freddo, soprattutto nella stagione calda, si deteriorano velocemente, mentre gli equivalenti raffinati sono molto più stabili. Ma il costo della stabilità è un profondo impoverimento degli alimenti, e le farfalline confermano! Le farfalline della farina, infatti, nidificano nella farina integrale o semintegrale ma non in quella raffinata, dove non trovano nutrienti a sufficienza. Le parti grasse sottratte agli alimenti, così come la crusca, non vengono "sprecate" dall'industria ma prontamente incapsulate e rivendute come "integratori alimentari". Questi prodotti fanno raggiungere un fatturato di gran lunga superiore a quello che si raggiunge con la farina stessa! (Basta provare a verificare quanto costano al kg il germe di grano in capsule o la crusca). E quindi se da una parte il cibo che acquistiamo dagli scaffali del supermercato è impoverito e non adatto a garantirci la buona salute...

nello scaffale accanto possiamo certamente trovare l'integratore adatto al nostro problema: stipsi? Ecco, in bastoncini, la crusca che non ingeriamo con cereali e legumi; pelle secca e spenta? Ecco il germe di grano originariamente contenuto nella pasta... Il problema oltre al costo è che, come sempre, le varie parti dell'intero non potranno mai ricostituire il suo equilibrio.

Altri esempi drammatici sono la sostituzione del burro nei prodotti da forno con margarine e grassi vegetali. Le motivazioni sono perché il burro è facilmente deperibile e molto costoso rispetto ai grassi vegetali.

E questa è solo la punta dell'iceberg, dove alla base troviamo l'utilizzo indiscriminato di zucchero bianco o ancor peggio di dolcificanti, riso brillato, aromi coloranti ecc...

Un'alimentazione così composta, è tutta da rivedere.

Passiamo ora in rassegna le maggiori carenze che si riscontrano in questa alimentazione "occidentale", tenendo ben presente che l'OMS (Organizzazione Mondiale della Sanità) dice chiaramente che il fabbisogno quotidiano di nutrienti (proteine, grassi carboidrati, ma anche vitamine, fibre e minerali) deve essere soddisfatto con gli alimenti, mentre gli integratori, lo dice il nome, possono cercare di aiutare in situazioni di aumentata richiesta di alcuni fattori da parte dell'organismo, e non possono mai essere assunti in sostituzione dell'alimento. Ad esempio, gli integratori possono essere utili durante malattie infiammatorie oppure in persone che svolgono attività sportiva particolarmente intensa, perché in questi casi la quantità di frutta e verdura quotidiana necessaria a far fronte alle aumentate necessità dell'organismo supera la capacità a volte anche volumetrica dello stomaco.

Le fibre

L'alimentazione dei bambini, ma anche degli adulti occidentali, risulta molto povera di fibre, sia solubili che insolubili; le fibre insolubili – come ad esempio la crusca – contenute in cereali integrali, nelle verdure a foglia, nella parte esterna dei legumi e nella buccia dei frutti contribuiscono al senso di sazietà, migliorano il controllo della glicemia dopo il pasto, favoriscono il transito intestinale; le fibre solubili, contenute nella frutta, nei legumi, nell'orzo e nell'avena riducono la produzione di colesterolo da parte del fegato, nutrono in modo bilanciato la flora batterica intestinale rendendo superflui gli integratori di fibre. Quando l'alimentazione è carente di fibre, sia in presenza di stipsi che di regolarità intestinale, il sistema immunitario risente della mancanza di fibre solubili che nutrono la flora batterica "buona" e di conseguenza gli enterociti[14] (cellule della mucosa intestinale), con un conseguente aumento dell'infiammazione della mucosa e della permeabilità intestinale (vedi capitolo 16), con predisposizione ad intolleranze alimentari e diminuzione delle difese immunitarie dell'intero organismo.

Quante fibre al giorno?

Facciamo un conto...

Secondo i LARN[15] dovremmo assumere almeno 30 g di fibre al giorno. Proviamo a capire come introdurli attraverso gli alimenti.

30 g di fibre corrispondono a:

- 700 g tra frutta (2 mele sono già 350 g circa!) e verdura (tot. medio 14 g fibre);
- almeno 50 g (peso a crudo) di legumi (6,5 g di fibre di media);
- 100 g di pane integrale o cereali in chicchi – grano saraceno, farro, orzo, avena (6,5 g di fibra media), riso integrale (ma contiene solo 2 g di fibre);
- 20 g di semi oleosi (2 g in media di fibre).

Da assumere tutti i giorni!

Come si vede, per raggiungere il fabbisogno minimo di fibre non basta un piatto di insalata, ma nemmeno 2! è indispensabile assumere quotidianamente, come suggerito anche dal WCRF[16], almeno una porzione di legumi e cereali integrali.

Le vitamine liposolubili

Sono vitamine (A, D, E) contenute nelle parti grasse degli alimenti; l'eliminazione del germe – con la raffinazione dei cereali – e l'esclusione dalle tavole di noci e semi oleosi porta ad una drastica riduzione dell'apporto di

14. La flora batterica intestinale fermenta, ovvero trasforma, le fibre solubili in acidi grassi a corta catena, che sono il nutrimento per eccellenza delle cellule della parete intestinale, ed inoltre riducono la produzione di colesterolo da parte del fegato.
15. Livelli di Assunzione (giornalieri) Raccomandati di Nutrienti.
16. World Cancer Research Fund.

vitamina E, come fa anche l'ossidazione di questa vitamina nelle verdure che vengono vendute pretagliate; l'ossessione per i cibi light (latte scremato, yogurt magri ecc.) riduce l'apporto di vitamina A e D. Carenze di vitamina A ed E portano ad esempio a una maggiore incidenza di manifestazioni allergiche cutanee e respiratorie, alla comparsa di eritemi solari, a una sindrome premestruale più dolorosa.

Il magnesio

Il magnesio è il catione intracellulare (interno alla cellula) più abbondante dopo il potassio. I cationi sono sostanze con carica elettrica positiva, e questa carica rende attivo il magnesio in numerosi processi di detossificazione cellulare, con l'espletazione di un ruolo fondamentale anche nell'equilibrio acido-base. Rappresenta circa lo 0,05% del peso totale del corpo. È un cofattore presente in più di 300 reazioni enzimatiche coinvolgenti il metabolismo energetico – dal metabolismo degli zuccheri a quello dei lipidi – nella sintesi delle proteine e degli acidi nucleici (DNA, RNA). Conosciamo bene l'importanza del magnesio nella funzione muscolare, per evitare crampi o affaticamento muscolare; un po' meno il suo ruolo chiave nella produzione di serotonina e melatonina, e quindi le ripercussioni della carenza di magnesio sull'umore, con comparsa di depressione, ritardato o ridotto senso di sazietà ed irritabilità (sia negli adulti che nei bambini) e sul sonno. Ancor meno si associa la carenza di magnesio all'equilibrio del sistema immunitario.

Eppure questo minerale svolge un ruolo fondamentale sia nella risposta mediata dagli anticorpi (specifica) che in quella aspecifica. La carenza di magnesio porta ad un aumento delle infiammazioni, con peggioramento anche delle reazioni allergiche – soprattutto quelle asmatiche, poiché in queste svolge un ruolo determinante anche negli spasmi bronchiali, aumentati, come d'altra parte i crampi muscolari, in caso di carenza di magnesio (29). Ottime fonti sono le acque minerali ad alto contenuto in magnesio, verdure a foglia verde e broccoli (il magnesio è l'atomo centrale della clorofilla, come nell'emoglobina il ferro) legumi e cereali integrali, alimenti che difficilmente rientrano nell'alimentazione dei bambini, così come degli adulti.

Lo zinco

Lo zinco, insieme al rame ed al ferro, svolge un ruolo fondamentale nello sviluppo del sistema immunitario e nella risposta immunitaria. Una carenza, ma anche una subcarenza[17], porta a: distrofia (non corretto nutrimento e quindi progressiva atrofia) del timo, linfopenia (diminuzione dei linfociti nel sangue), con conseguente abbassamento delle difese immunitarie e tendenza alle manifestazioni infiammatorie croniche anche nei bambini (otiti, bronchiti ecc.). In situazione di carenza di zinco vi sono alterazioni nelle funzioni dei linfociti sia B che T, ma anche degli NK (Natural Killer), con compromissione a 360° della risposta immunitaria (sia cellulare che mediata da anticorpi) anche relativamente ad allergie e fenomeni di autoimmunità (40). Ottime fonti di zinco sono cereali integrali, noci e frutti a guscio (mandorle, nocciole ecc.).

Il rame

Il rame svolge ruoli importantissimi nel trasporto del ferro, come costituente fondamentale della ceruloplasmina, la proteina che trasporta il ferro nel sangue. Inoltre svolge un ruolo cardine nello sviluppo e nel mantenimento funzionale del cervello e del sistema nervoso, essendo un oligoelemento (minerale contenuto in piccolissime quantità nell'organismo) fondamentale per la formazione della mielina[18]. Nel sistema immunitario è determinante per la funzionalità dei neutrofili e dei macrofagi, che sono gli interpreti principali dell'immunità aspecifica, ovvero gli spazzini del nostro organismo. È presente in buone quantità in noci e semi oleosi in genere, cereali integrali, legumi secchi, albicocche secche. È presente in quantità anche superiori in molluschi e crostacei, fegato e reni di animali, ma questi cibi sono sconsigliati soprattutto ai bambini sotto i tre anni di vita, ed anche dopo si deve essere estremamente sicuri della loro provenienza, perché accumulano, oltre che rame ed altri preziosissimi elementi, anche metalli pesanti ed inquinanti come PCB e diossine.

17. Subcarenza è l'apporto di un nutriente cronicamente insufficiente a garantire tutte le funzioni svolte dal nutriente stesso (vitamina, minerale, amminoacido); questo porta l'organismo a non manifestare una carenza vera e propria, misurabile, ma a funzionare male.
18. È una sostanza bianca che riveste le fibre del sistema nervoso e ha la funzione di proteggerle e isolarle. Rende più rapida ed efficace la trasmissione degli impulsi nervosi.

Macroelementi e oligoelementi

I minerali presenti nell'organismo umano vengono suddivisi in due categorie: i macroelementi e gli oligoelementi.

I primi hanno il prefisso macro perché presenti in quantità relativamente elevate, per cui il fabbisogno giornaliero di ogni macroelemento è superiore a 100 mg. Questa categoria comprende il calcio, il cloro, il fosforo, il magnesio, il potassio, il sodio e lo zolfo.

Gli oligoelementi invece hanno un fabbisogno, una RDA (dose giornaliera consigliata) che varia da meno di 1 mg fino a 100 mg. Fanno parte di questa categoria: il ferro, il rame, lo zinco, il fluoro, lo iodio, il selenio, il cromo, il cobalto, il manganese, il molibdeno, il silicio, il nichel, il cadmio, il vanadio.

Nell'acqua di mare i minerali sono presenti nelle stesse proporzioni del plasma del sangue; l'unica differenza risiede nel fatto che l'acqua di mare è più concentrata: 33-36 ‰ invece del 9 ‰. L'acqua con il 9 ‰ di sali disciolti viene infatti chiamata soluzione "fisiologica" ed utilizzata per fleboclisi o come diluente del muco nasale ecc.

Per questo motivo il sale marino non raffinato è il miglior integratore di oligoelementi.

La vitamina C

Quando si parla di difese immunitarie, non si può non parlare di vitamina C.

Chimicamente si tratta di acido ascorbico. È una vitamina ampiamente distribuita nel mondo vegetale (vedi tabella); nelle ghiandole surrenali il nostro organismo ne tiene una importante riserva che s'impoverisce notevolmente nei momenti di maggior tensione e stress.

Dato che il corpo umano non è capace di sintetizzarla è necessario un rifornimento continuo, meglio se suddiviso in due assunzioni: al mattino prima o durante la colazione, ed al pomeriggio, a merenda. Il ruolo di questa vitamina nel sistema immunitario è di dominio popolare e viene sfruttato ampiamente anche per scopi meramente commerciali.

Aumenta la resistenza dell'organismo, rafforza la funzione dei fagociti, aumenta la produzione di anticorpi, stimola la sintesi di interferone, svolge un importante ruolo antiossidante anche sul colesterolo, riducendo la possibile formazione di placche. Interviene nella sintesi del collagene dando elasticità e tono ai tessuti, partecipa alla formazione degli ormoni surrenalici, favorisce l'assorbimento del ferro (in dosi di 200-500 mg) aumentando di conseguenza i livelli di emoglobina, favorisce anche l'assorbimento intestinale di zinco, calcio, magnesio ecc., contrasta gli effetti tossici della nicotina, di molte sostanze tossiche (anche inquinanti presenti nell'aria delle città) e delle radiazioni ionizzanti. Previene l'accumulo di istamina (responsabile di allergie), modula le prostaglandine (mediatori dei processi infiammatori), previene la degenerazione cellulare (fra cui il processo di invecchiamento).

Contenuto di vitamina C mg/100 g di parte edibile

Uva, succo	240	Arance	50
Peperoncino piccante	229	Limoni	50
Ribes	200	Radicchio verde	46
Prezzemolo	162	Mandarini	42
Peperoni	151	Pompelmo	40
Broccoletti	110	Mandaranci	37
Rucola	110	Indivia	35
Kiwi	85	Fave fresche	33
Cavolini di Bruxelles	81	Piselli freschi	32
Cavolo broccolo verde ramoso	77	Sedano	32
Papaia	60	Melone	32
Lattuga da taglio	59	Menta	31
Cavolfiore	59	Rosmarino	29
Clementine	54	Mango	28
Fragole	54	Fiori di zucca	28
Broccolo	54	Bieta	26
Spinaci	54	Pomodori	25
Cavolo cappuccio	52	Basilico	24

Da: Tabelle di Composizione degli Alimenti - Istituto Nazionale della Nutrizione, Edizione 1997

Poco invece si dice su "quale" vitamina C assumere. La vitamina sintetica, presente negli integratori farmaceutici, che viene prodotta in laboratorio da batteri, è una miscela racemica. Cosa significa? Nelle molecole più complesse, costituite da numerosi atomi – come amminoacidi, zuccheri, vitamine – gli atomi possono essere "montati" secondo un certo ordine o specularmente (come quando si stampa una foto al contrario); tali molecole vengono definite destrogire o levogire, a seconda di come deviano un raggio di luce incidente. Per i batteri, non fa differenza usare una o l'altra forma, ma per noi sì. E quindi, quando facciamo produrre a batteri queste molecole avremo delle miscele di destrogiro e levogiro circa al 50% (miscela racemica). Se una molecola arriva nel nostro organismo nella forma speculare, non può essere utilizzata e verrà eliminata attraverso i reni. Inoltre nel caso della vitamina C o acido ascorbico, come nel caso dell'acido lattico dello yogurt (53), l'acidità viene tamponata a livello urinario con sodio o calcio o magnesio, rubando importanti minerali all'osso. Per questo motivo, ed anche perché le fonti naturali di vitamina C, soprattutto nella frutta, sono anche fonti naturali di flavonoidi (sostanze antiossidanti che aiutano il sistema immunitario e quello cardiocircolatorio), è sicuramente meglio rivolgersi a fonti naturali di vitamina C per sfruttare al meglio tutte le sue indiscusse, ed anche quelle discusse, virtù. Da tener presente poi che l'eccesso di vitamina C viene trasformato in acido ossalico che, in soggetti predisposti o che assumono poca acqua durante la giornata, può causare depositi di ossalati a livello renale con conseguente formazione di calcoli.

Gli antiossidanti

Molte cellule del nostro sistema immunitario (macrofagi, neutrofili, eosinofili ecc.) esplicano la loro azione attraverso la produzione di sostanze ossidanti, che hanno un'azione aggressiva e distruttiva verso le strutture molecolari (grassi e proteine) degli ospiti indesiderati. Queste sostanze sono però chiaramente pericolose anche per le cellule stesse del sistema immunitario e per tutte le cellule del nostro organismo. Per difendere le nostre cellule c'è bisogno di introdurre gli "antiossidanti", sostanze che neutralizzino gli ossidanti prima che possano danneggiarle. I più conosciuti sono la vitamina C ed E, che lavorano in coppia. La vitamina E si posiziona dentro le membrane delle cellule, quando si è "scaricata" viene riattivata dalla vitamina C.

Nelle manifestazioni allergiche si è visto che la vitamina C svolge un ruolo fondamentale ad esempio nella riduzione della gravità degli attacchi asmatici (30). Ma antiossidanti sono anche molte sostanze poco conosciute come i flavonoidi. Svolgono azione antinfiammatoria, antiallergica, antivirale, anticancerogena, antiaggregante piastrinica. Vengono distrutti dalla cottura. Si riconoscono facilmente, sono le sostanze che danno colore alla frutta ed alla verdura, soprattutto le sfumature di rosso e viola. Si trovano prevalentemente nei frutti di bosco, negli agrumi, nei cavoli e broccoli, nell'uva ecc.

Gli oligoelementi

Come abbiamo visto nel box "Macroelementi e oligoelementi", gli oligoelementi, sono necessari a bassi dosaggi: non a caso sono detti anche minerali in traccia. Rappresentano lo 0,01% del nostro peso, ma sempre più emerge la loro importanza in quanto attivatori enzimatici, finora poco studiati. Molto spesso la ridotta capacità immunitaria, le carenze di calcio nell'osso o di ferro nel sangue derivano da subcarenze di oligoelementi piuttosto che da una carenza nella dieta dei macrominerali stessi (ferro, calcio, magnesio); queste subcarenze non permettono il corretto metabolismo dei macrominerali (assorbimento, trasporto nel sangue, deposito ecc.). La nostra alimentazione è in genere pesantemente carente di oligoelementi: basti pensare all'impoverimento dei terreni sfruttati dall'agricoltura intensiva – con ripercussioni sui vegetali – alla raffinazione delle farine e del sale. Come già detto, l'acqua di mare contiene tutti gli oligoelementi presenti nel nostro sangue e nella stessa proporzione, solo più concentrati. Perché allora vendere solo sale raffinato, privato di tutto, per poi doverlo reintegrare con lo iodio (presente nel sale integrale, non raffinato) oppure dover ricorrere al sale iposodico, quando il sale integrale contiene già percentualmente molto meno sodio di quello raffinato? Solo per questioni legate alla praticità: il sale raffinato è asciutto, non igroscopico (soprattutto perché privato del magnesio), mentre il sale marino integrale è igroscopico, assorbe umidità dall'ambiente e le scatole di cartone si bagnano! ...E forse anche perché così facendo si guadagna di più!

In sintesi

L'alimentazione occidentale risulta carente di molte sostanze indispensabili al nostro sistema immunitario. A volte le carenze non sono così evidenti, ma sono subcarenze, che impediscono all'organismo di funzionare correttamente e di farci sentire al pieno delle nostre forze fisiche e mentali. Ad esempio una subcarenza di rame non permetterà al ferro di essere trasportato e depositato. Le carenze si manifestano soprattutto quando si sceglie di non utilizzare sale marino integrale, di non mangiare quotidianamente frutta di stagione – di colori diversi perché ogni colore apporta una diversa vitamina – verdura a tutti i pasti, noci e semi oleosi in genere, legumi e cereali integrali almeno una volta al giorno. Le carenze più significative sono relative ad oligoelementi, fibre, magnesio ed antiossidanti.

Capitolo 9

GLI ECCESSI ALIMENTARI E LE LORO CONSEGUENZE

Ci nutriamo troppo e male. Anche quando ci sembra di avere un'alimentazione "sana" siamo molto lontani dalle necessità del nostro organismo. Un eccesso di farina o zucchero raffinato (eccesso significa uso quotidiano), proteine o grassi, ma soprattutto grassi trasformati (in merendine, biscotti, cracker ecc.), portano a non riuscire più a "regolare" il funzionamento del nostro organismo perché introduciamo una benzina sbagliata.

Ad esempio, un'alimentazione troppo ricca di grassi e/o proteine[19] riesce da sola a ridurre le difese immunitarie. Questo accade probabilmente perché, già durante la digestione, questo eccesso provoca la terribile "ondata ossidativa" che consuma grandi quantità di antiossidanti, vitamine, minerali e flavonoidi, sostanze indispensabili al sistema immunitario per mantenersi correttamente funzionante.

Inoltre, quando l'eccesso alimentare porta all'obesità[20], l'organismo si trova in una situazione infiammatoria cronica. L'eccesso di adipe (grasso corporeo), anche in assenza di malattie vere e proprie, porta all'aumento di tutti quei valori che nel sangue segnalano la presenza di infiammazioni (PCR, interleuchina-6, TNF alfa ecc.). L'alterazione di questi valori predispone ed aumenta l'incidenza di molte patologie cardiovascolari o che derivano da uno squilibrio immunitario come diabete, malattie autoimmuni e alcuni tipi di tumori. Questo sia nell'adulto che nel bambino.

E l'obesità si previene fin dalla gravidanza e dall'allattamento. Nella prevenzione sembra avere un ruolo determinante l'introduzione di acidi grassi essenziali a lunga catena (LCPUFA) come l'EPA, il DHA e l'acido arachidonico (AA), nell'ultimo trimestre di gravidanza ed attraverso l'allattamento

19. Consumo ottimale di proteine consigliato: 0,8-1 g per kg di peso corporeo, di cui solo1/3 di origine animale. Ad esempio un uomo di 70 kg e con vita moderatamente attiva dovrà consumare un massimo di 24 g di proteine animali al giorno, corrispondenti a 100 g di petto di pollo o 2 uova o 125 g di mozzarella ad uno solo dei 5 tra pasti e spuntini.

20. L'obesità viene definita quando l'indice di massa corporea (BMI), calcolato dividendo il peso per l'altezza al quadrato (peso/hxh), supera il valore di 30; l'obesità grave si ha per valori sopra il 40.

al seno prolungato per almeno 12 mesi. L'introduzione di questi acidi grassi aiuta a sviluppare correttamente alcune parti del cervello, determinanti nella regolazione dei meccanismi che regolano il peso corporeo (37).

Cibi light e Indice Glicemico (IG)

E assumere cibi light non è una scelta vincente, né per combattere il sovrappeso (basta guardarsi intorno) né per la funzione del sistema immunitario, perché sono carenti proprio di quei grassi che sono indispensabili all'equilibrio immunitario... Meglio mangiare al posto di uno yogurt magro (tra l'altro privato insieme al grasso della sua vitamina D indispensabile ad assorbire il calcio) qualche mandorla, od al posto di un formaggio light una porzione di pesce, ricchi invece di grassi con azione antinfiammatoria e minerali che aiutano il sistema immunitario.

Oltre a questo danno, la beffa: molti alimenti a basso contenuto di grassi e pubblicizzati per questo, hanno un alto indice glicemico (IG).

Troppo peso si è dato al conteggio calorico: è vero che stili alimentari eccessivamente calorici, se non affiancati da una vita molto attiva, riducono l'aspettativa di vita. La riduzione del 30% delle calorie introdotte è da sola capace di allungare la vita delle cavie. Ma a parità di calorie assunte, una dieta costruita con pasti che non rispettano l'indice glicemico, a causa dei picchi di insulina, fa ingrassare (anche una persona normopeso può essere grassa, avere cioè un eccesso di massa grassa), apre la forbice del colesterolo aumentando le LDL e diminuendo le HDL, predispone al diabete e ad alcuni tipi di tumore, altera l'espressione genica, aumenta i livelli di cortisolo con conseguente depressione del sistema immunitario, depressione del sistema nervoso e riduzione del metabolismo basale (il cortisolo agisce proprio come il cortisone). E tutto questo a... calorie controllate! Una dieta preventiva, oltre ad avere le giuste quantità e proporzioni di nutrienti, deve necessariamente rispettare anche l'indice glicemico dei pasti (carico glicemico). Inoltre, cosa di non poco conto, le diete a indice glicemico controllato "stanno in piedi da sole", nel senso che l'organismo si regola da solo sulle quantità di cibo e la fame si fa sentire meno impellente!

Cos'è l'indice glicemico? E perché è così importante?

Ad ogni picco di glucosio corrisponde un picco di insulina, e questo è il vero problema! l'insulina infatti stimola la deposizione di glucosio sotto forma di grassi tanto nel tessuto adiposo quanto nel fegato (favorendo la steatosi) e nell'addome (il pericolosissimo grasso addominale). Inoltre inibisce la formazione nel fegato della proteina legante gli estrogeni. In questo modo dopo una fiammata di zucchero, che già di per sé favorisce la moltiplicazione cellulare anche di cellule tumorali, avremo un picco di estrogeni, e questo a sua volta stimola la proliferazione cellulare di quella particolare categoria di cellule sensibili agli estrogeni di cui sono composti alcuni tumori della mammella, prostata, ovaio ecc.

Bimbi (e adulti) obesi più allergici

Numerosi studi scientifici (42, 43, 44) hanno evidenziato e supportano la correlazione tra obesità e incidenza di manifestazioni allergiche, sottolineando l'aumento in parallelo di entrambe le patologie negli ultimi decenni. La correlazione sembra derivare dalla produzione di alcuni metaboliti (sostanze prodotte) delle cellule del tessuto adiposo (adipociti). Come abbiamo visto accadere per le cellule del sistema immunitario, anche gli adipociti usano per coordinarsi dei segnali intercellulari (citochine), chiamati adipochine. Tra queste si annovera la nota leptina, studiata perché sembra di fondamentale importanza nella regolazione della ricerca di cibo. La leptina ha però anche altre funzioni tra cui la regolazione dell'attività dei linfociti T helper (Th), proprio quelli che fanno il bello ed il cattivo tempo nella risposta immunitaria pro- o antinfiammatoria. La sua produzione aumenta sia durante i processi infiammatori che in numerosi disturbi autoimmuni.

Eccesso di sale raffinato

Il sale raffinato imperversa sulle nostre tavole, tanto più se consumiamo pasti fuori casa o acquistiamo pietanze precotte. Il suggerimento dell'OMS (Organizzazione Mondiale della Sanità) è quello di non superare i 6 grammi al giorno (un cucchiaino da caffè circa), ma noi italiani già ne consumiamo "mediamente" 10-11 g secondo le ultime stime. Il gusto salato, come gli altri gusti, dà abitudine e quindi dipendenza. L'eccessivo consumo di sale è associato ad ipertensione, osteoporosi (perché l'eccesso di sodio stimola l'eliminazione del calcio), obesità (perché aumenta la sete e di conseguenza il consumo di bevande). Se sostituiamo il sale raffinato con gomasio (sesamo tostato e sale), erbe aromatiche, sale marino integrale, sale marino integrale alle erbe, integriamo oligoelementi preziosi che riducono l'assunzione del sodio e ci abituano ad alimenti con un sapore meno pungente.

Le calorie "vuote" dello zucchero bianco

"Il cervello ha bisogno di zucchero"! Questo motto pubblicitario ci ha condizionati ed ancora ci condiziona. Pensiamo (ma come possiamo pensarlo?) che lo zucchero bianco, un alimento – no, nemmeno – una sostanza industrialmente raffinata, privata di tutte le meravigliose sostanze nutrizionali della barbabietola da zucchero, possa essere utile al nostro organismo! Il succo di barbabietola è uno dei migliori rimedi contro l'anemia ferro-priva, ed allora perché impoverirlo di tutti i minerali fino a lasciare solo il saccarosio? Sullo zucchero bianco si potrebbe parlare a lungo e se ne è parlato molto (56), ma ancora non abbastanza: è difficile trovare una cosa dove non sia presente. Eppure vediamo i principali danni procurati da questa sostanza:

- demineralizzazione delle ossa e dei denti, perché in bocca e nell'organismo la digestione dello zucchero produce acidi per fermentazione (si può provare a misurare il pH della saliva dopo il consumo di dolci, con una cartina tornasole), e gli acidi devono essere neutralizzati per non essere troppo aggressivi in bocca e nel sangue, e per poter essere eliminati attraverso le urine. Il calcio ed il magnesio dell'osso e dello smalto dei denti servono a neutralizzare gli acidi in caso di bisogno (la natura non aveva previsto lo zucchero bianco!).
- Per essere digerito, assorbito, trasportato nel sangue, bruciato nelle cellule o trasformato in grassi, il saccarosio prima ed il glucosio poi nel sangue "usano" nel vero senso della parola enzimi, proteine trasportatrici, insulina ecc., tutte molecole che sono rese attive dalla presenza di minerali (ad esempio il cromo nell'insulina) o vitamine (B_1 negli enzimi digestivi); e quindi il saccarosio puro diventa un ladro di minerali e vitamine.
- Dà dipendenza. I picchi di zuccheri nel sangue danno un senso immediato di energia mentale e fisica, ma nelle ore successive l'iper diventa ipo, e i

livelli di zuccheri nel sangue scendono al di sotto del livello di partenza, di prima che si assumesse il saccarosio (dolci, caramelle, caffè e bevande zuccherate); in questo momento di ipoglicemia si cerca qualcosa di dolce, in una coazione a ripetere che porta alla dipendenza.
- Lo zucchero abbassa le difese immunitarie sia perché consuma importanti minerali e vitamine, sia perché rallenta il movimento dei globuli bianchi per qualche ora dopo l'assunzione.
- Sbilancia la flora batterica intestinale, favorendo lo sviluppo di funghi (come la Candida) e di alcuni batteri fermentanti (ce ne accorgiamo dal meteorismo che accompagna l'assunzione dei dolci).
- Dà momenti di iperattività nei bambini già vivaci o iperattivi, seguiti da momenti di forte irritabilità dovuta alla stanchezza causata dall'impennata energetica!

Questa sostanza, quindi, non dovrebbe essere utilizzata quotidianamente, soprattutto dai bambini. Andrebbe sostituita con zucchero integrale di canna, malto, miele, succo di mela concentrato, meglio non dal fruttosio, perché anch'esso raffinato.

In sintesi

A volte gli eccessi danneggiano più delle carenze: un'alimentazione troppo ricca di calorie, con eccesso di grassi magari di pessima qualità e un eccesso di zucchero raffinato procura più danni delle carenze nutrizionali, che possono essere corrette spesso con un po' di attenzione. Gli eccessi invece sono difficili da correggere e soprattutto da individuare. Chi sente di eccedere? Mangio di tutto un po'... ma quanto è il "po'" di zucchero o di sale raffinato che non danneggia il nostro organismo e l'organismo in crescita dei bambini? Zero!

Capitolo 10

ALIMENTI E SISTEMA IMMUNITARIO

Come abbiamo già visto nei capitoli precedenti, molti alimenti e squilibri alimentari alterano le funzioni del sistema immunitario. Uno dei principali è lo squilibrio della quantità e della qualità dei grassi, ma seguono a ruota anche l'eccesso di carboidrati raffinati, la carenza di vitamine, minerali ed oligoelementi, diete troppo ricche di proteine o di carboidrati (41).

Inoltre sempre più studi scientifici sostengono che lo sviluppo della funzione immunitaria può essere influenzato dalle componenti bioattive presenti negli alimenti.

Ad esempio elevati livelli materni di assunzione di antiossidanti (vitamine C ed E) possono ridurre il rischio di eczema e rinite nei primi due anni di vita e forse anche nei successivi (38).

Anche l'esposizione ai fitoestrogeni[21], che suscitano spesso domande per la loro interferenza con la maturazione del sistema immunitario, si dimostra vincente perché i dati disponibili corroborano ulteriormente l'interazione fra modulazione endocrina e immunitaria.

L'esposizione, attraverso la dieta materna, a genisteina (fitoestrogeno presente nella soia) nella vita intrauterina e durante l'allattamento induce nel ratto un incremento dei linfociti T nella milza e nel timo, con aumento dei linfociti Th; effetti che non sono modificati dall'assunzione di queste sostanze dopo lo svezzamento. Ciò sottolinea ancora una volta l'importanza della dieta materna nell'evoluzione del sistema immunitario del neonato (39).

21. I fitoestrogeni sono molecole vegetali dalla struttura simile a quella dei nostri ormoni, e per questo motivo interagiscono con il nostro sistema ormonale, immunitario e cardiovascolare. Le maggiori fonti alimentari sono la soia ed i legumi in genere, i cereali integrali, le noci, le crucifere (cavoli, broccoli ecc.). La quantità di fitoestrogeni introdotta giornalmente nella dieta occidentale è intorno a 1 mg, contro i 100 mg di quella della popolazione giapponese. Questo dato viene correlato, da molte indagini epidemiologiche, con la minor incidenza in questa popolazione di patologie cardiovascolari, disturbi della menopausa (vampate, secchezza vaginale, calo della libido ecc.), osteoporosi, neoplasie, anche se i dati non sono ancora ritenuti sufficientemente convincenti.

L'influenza del cibo sui geni

Nell'ultimo decennio numerosi studi hanno confermato come i nutrienti, sia maggiori (glucosio, acidi grassi, amminoacidi ecc.) che minori (ferro, vitamine ecc.), regolino l'espressione dei geni del nostro DNA attraverso un meccanismo non ormonale (42, 43). Questo significa che, a parità di DNA – cioè di corredo genetico ereditario – ciò che farà il mio organismo (obesità, funzionamento del sistema immunitario, sistema nervoso ecc.) dipenderà da ciò che mangio! Eccessi di proteine o carboidrati raffinati (per la produzione di insulina), grassi in eccesso o di qualità non idonea (trans, grassi saturi in eccesso ecc.) modificano l'espressione del DNA portando a cambiamenti nella produzione di enzimi, neurotrasmettitori e tutto ciò che serve per far funzionare il nostro organismo in un modo piuttosto che in un altro. E quindi sempre più risulta evidente che la strada del conteggio calorico nell'alimentazione è più che superata: la vera alimentazione personalizzata deve tener conto dell'equilibrio dei nutrienti e soprattutto della loro qualità.

Additivi, pesticidi e sistema immunitario

Gli alimenti sono anche un importante veicolo di introduzione di sostanze estranee al nostro organismo, una lunghissima lista di sostanze chimiche di sintesi, aggiunte in diversi momenti della filiera produttiva degli alimenti e destinate a inquinare il nostro cibo e successivamente il nostro organismo.

Tutti gli inquinanti che introduciamo con il cibo (pesticidi, coloranti, conservanti ecc.), l'aria, l'acqua, le creme per il corpo ecc. interferiscono in modo determinante sia sull'ambiente intestinale che sul sistema immunitario, creando confusione nei segnali e intasando i "filtri" come il fegato ed i nostri emuntori naturali (vie di scarico/depurazione dell'organismo: intestino, polmoni, pelle, reni). Raramente facciamo attenzione alle sostanze aggiunte ai prodotti per il corpo. Eppure sappiamo che la pelle assorbe e mette in circolo. Molti farmaci (pillola, antidolorifici ecc.) vengono oramai somministrati per via transcutanea (cerotti). E così ci "somministriamo" anche parabeni, metalli e conservanti che interferiscono con il corretto funzionamento del sistema immunitario e di quello ormonale (vengono per questo chiamati distruttori endocrini o interferenti endocrini[22]).

22. I distruttori endocrini sono una categoria molto ampia di sostanze che comprende da metalli come piombo e cromo a diserbanti, sostanze di trattamento delle plastiche (ftalati), PCB ecc. che, con meccanismi d'azione diversi, alterano il funzionamento del sistema ormonale.

Alimentazione in gravidanza e allattamento

Le difese immunitarie del neonato risentono dell'alimentazione materna durante la gravidanza e durante l'allattamento. La natura favorisce quasi sempre il neonato, cercando di mantenere un adeguato livello di nutrienti attraverso il cordone ombelicale ed il latte materno, anche a discapito della madre. Ma se la madre ha un'alimentazione carente di fattori essenziali per il sistema immunitario – come lo zinco, gli acidi grassi essenziali omega 3 (EPA e DHA), le vitamine A ed E o ancora ferro, manganese – questi per forza saranno carenti nel sangue del feto e nel latte materno e non ci potrà essere un equilibrato funzionamento del sistema immunitario.

Inoltre, da non sottovalutare, l'inquinamento del sangue e del latte materno dovuto a residui di metalli pesanti (piombo, cadmio ecc.), xenobiotici (pesticidi, diossine ecc.), farmaci presi dalla madre o assunti con gli alimenti (antibiotici in pesce e latticini); ad esempio si è stimato che, in Olanda, l'allattamento al seno per 6 mesi contribuisce al 12-14% dell'esposizione cumulativa di composti diossino-simili dei primi 25 anni di vita.

È quindi indispensabile che l'alimentazione della donna, almeno qualche mese prima della gravidanza e fino alla conclusione dell'allattamento, sia il più possibile composta da alimenti non trattati chimicamente, variata e ricca di tutti i nutrienti essenziali.

Residui di antibiotici e xenobiotici[23]

Molti alimenti, derivati dall'industria alimentare, contengono tracce di numerose sostanze, che possono interferire con la maturazione del sistema immunitario dei bambini. Ad esempio i prodotti come latte, yogurt, formaggi, carni derivanti da allevamenti in cui si fa uso di antibiotici, ma anche uova, pesce, miele contengono microresidui di antibiotici insieme a microresidui di pesticidi, diserbanti, antimuffe ecc. La presenza negli alimenti dei residui di queste sostanze è controllata mediante l'applicazione del regolamento CEE 2377/90 che, individuando l'MRL (Maximum Residue Limit), stabilisce i valori massimi ammessi negli alimenti destinati al consumo umano di residui di farmaci veterinari. Non sono ancora però

23. Xenobiotico significa sostanza, molecola o metallo, di qualsiasi tipo, di origine naturale o sintetica ed estranea all'organismo e che può esplicare sia la funzione di farmaco (es. antibiotici) sia di veleno.

presenti studi sul rapporto tra i trattamenti antibiotici sugli animali e la dilagante e preoccupante antibioticoresistenza, e non sono nemmeno stati presi in considerazione fenomeni di interferenza con terapie antibiotiche in atto o di interferenza nello sviluppo del sistema immunitario del bambino. Inoltre la rilevazione e conseguente misurazione di alcuni tipi di antibiotici – come le penicilline, che si trasformano in molecole più instabili – o la rilevazione di sostanze chimiche su matrici alimentari congelate non è ancora adeguatamente definita.

Per quanto riguarda gli xenobiotici, le sostanze che sembrano interferire maggiormente con il sistema immunitario, si tratta prevalentemente di metalli come l'arsenico ed il mercurio e di diversi insetticidi, dai piretroidi ai più conosciuti e riconosciuti per la loro azione tossica: gli organoclorurati. Chiaramente le interazioni quando più sostanze entrano nell'organismo contemporaneamente e con frequenza anche quotidiana non sono ancora state studiate a sufficienza, anche a causa dell'enorme complessità che comporta strutturare uno studio di questo tipo. Ma sarebbe interessante capire le conseguenze dell'esposizione a miscele di microinquinanti nel lungo periodo, ad esempio dalla nascita alla pubertà.

Un'altra subdola e dilagante emergenza, di cui ancora una volta si parla poco, è la presenza, nell'acqua di alcuni acquedotti di città sia italiane che europee, di miscele di microresidui di numerosi farmaci e droghe. Con le urine vengono infatti scaricati nelle acque scarti di pillole anticoncezionali,

Rapporto ISTISAN 05/35... questo sconosciuto!

È un interessante rapporto dell'Istituto Superiore di Sanità del 2005, dal titolo "sicurezza alimentare e salute dell'infanzia"; vi sono prese dettagliatamente in considerazione tutte le fonti di esposizione ad inquinanti cui vanno incontro i bambini. I bambini suscitano, o dovrebbero suscitare, particolare interesse perché in questa fase di età si sviluppano, dal punto di vista metabolico, molti organi (fegato, reni ecc.) ed anche sistemi (immunitario, endocrino, nervoso). Se l'ambiente (alimenti al primo posto) è inquinato emerge come, in conseguenza dell'esposizione a diossine, PCB, antibiotici e numerose altre sostanze già attraverso il latte materno, il bambino possa subire alterazioni nello sviluppo soprattutto dei sistemi. L'ampia bibliografia alla fine del testo aiuta a dare peso ed in caso ad approfondire gli argomenti trattati.

chemioterapici, antibiotici, cocaina ecc. che ritroviamo poi nell'acqua "potabilizzata", poiché gli impianti di potabilizzazione non sono attrezzati per filtrare residui di farmaci.

Alimenti che peggiorano le manifestazioni allergiche in atto

Alcuni alimenti possono scatenare o aggravare le reazioni allergiche latenti di qualsiasi natura, a causa del loro contenuto di istamina o di altre sostanze capaci di promuovere la liberazione di istamina nell'organismo. Ricordo che l'istamina è quella sostanza responsabile della formazione del gonfiore, del calore e dell'eventuale prurito. Questi alimenti andrebbero evitati durante le fasi acute delle manifestazioni allergiche.

Alimenti ricchi di istamina: formaggi fermentati, bevande fermentate (vino, birra), cibo fermentato (crauti), insaccati di maiale e bue, fegato di maiale, tonno, alici, bottarga, sardine e cibi in scatola, aringhe conservate, acciughe conservate, spinaci, pomodori, pesce surgelato, pesce fresco (tonno, sardine, alici, salmone), crostacei, frutti di mare
Alimenti istamino-liberatori: albume, molluschi, fragole, pomodori, cioccolata, pesce, ananas, alcol, fecola di Patate, noci, mandorle, arachidi, frutta secca, caffè, lenticchie, fave, legumi, derivati delle noci di Cola

In sintesi

Gli alimenti svolgono un ruolo determinante nello sviluppo e nel funzionamento del sistema immunitario, oltre che nel funzionamento di tutto l'organismo. Questo accade non per l'energia ed i mattoni proteici o vitaminici introdotti, ma per la regolazione del funzionamento dell'organismo – anche con modificazione dell'espressione dei geni – da parte degli alimenti.

Inoltre molte sostanze estranee, chiamate xenobiotici, possono alterare pesantemente le funzioni immunitarie e ormonali, soprattutto dei bambini.

È di fondamentale importanza quindi inserire nella dieta alimenti "puliti", ricchissimi di grassi "buoni"; di vitamine e minerali, che troviamo in frutta, verdura, cereali integrali e legumi (da introdurre almeno quotidianamente). Così si aumenta l'assunzione di sostanze bioattive (vitamine liposolubili, fitoestrogeni ecc.) fin dalle prime fasi di sviluppo e della gravidanza.

Capitolo 11

GRASSI E DIFESE IMMUNITARIE

I grassi contenuti negli alimenti sono una delle armi più importanti che abbiamo a disposizione per modulare quotidianamente le risposte del nostro sistema immunitario. Tutti i grassi hanno un ruolo strutturale nella membrana delle nostre cellule, ma i polinsaturi hanno anche un'azione immunomodulante sul sistema immunitario. Ciò significa, come vedremo, che il funzionamento del nostro sistema immunitario è influenzato dai grassi che introduciamo con la dieta. Il nostro organismo sarà più o meno predisposto all'infiammazione, più reattivo agli allergeni, più predisposto a reazioni autoimmuni ed alla cronicizzazione delle infiammazioni invece che alla risoluzione delle malattie e delle infiammazioni in genere.

Le cellule del sistema immunitario, come tutte le cellule del nostro organismo, presentano una membrana esterna formata da un doppio strato di grassi: i fosfolipidi. I fosfolipidi sono molecole composte da una testa idrofila – cioè che ama l'acqua – a cui sono attaccate due code formate di grassi e idrofobe – che odiano l'acqua. I fosfolipidi si dispongono gli uni accanto agli altri, come persone in piazza per assistere ad un concerto, ma si dispongono in un doppio strato, come se il pavimento della piazza fosse a specchio. Così avremo, come in un wafer, il doppio strato di biscotto – rappresentato dalle teste – e la crema – raffigurata dalle code di grassi – perché le parti idrofile si orientano verso l'esterno della cellula (ambiente extracellulare) e verso l'interno (citoplasma), entrambi formati prevalentemente da acqua. Tutte le componenti delle cellule derivano dall'alimentazione, anche i grassi che compongono le membrane cellulari. I grassi però, oltre ad una funzione strutturale, svolgono un'importantissima azione metabolica: dai grassi che compongono le membrane delle nostre cellule vengono create delle sostanze che mettono in comunicazione tra di loro le cellule: le prostaglandine. Se ne possono formare di diversi tipi o classi (interleuchine, fattori antiaggreganti, prostaglandine ecc.), ed a seconda della classe porteranno messaggi diversi. Ogni classe comprende a sua volta diverse sottoclassi (1, 2, 3, 4 ecc.), effettrici di segnali diversi, a volte antitetici. A seconda dei grassi che compongono la membrana, si potranno formare alcune sottoclassi di prostaglandine piuttosto che altre. Il sistema immunitario utilizza questa comunicazione sia per dare inizio alla risposta che per terminarla, ma anche per orientarla. E quindi, se nelle membrane mancano alcune tipologie di grassi polinsaturi derivanti dall'alimentazione, al sistema immunitario mancherà la possibilità di dare alcuni segnali, soprattutto di tipo antinfiammatorio ed antiallergico.

Citochine e prostglandine

Le cellule comunicano tra di loro per coordinarsi nelle risposte verso stimoli esterni. Lo scambio intercellulare di informazioni avviene per mezzo di molecole prodotte dalle cellule stesse.

Vi sono due grandi classi di sostanze:

- le citochine, molecole proteiche che inducono cambiamenti come crescita, morte o differenziamento cellulare. Possono agire su cellule vicine (effetto paracrino) o direttamente sulla cellula che le ha secrete (effetto autocrino). In alcuni casi l'effetto è su cellule a distanza (effetto endocrino, come gli ormoni). Le citochine prodotte dal sistema immunitario prendono il nome di interleuchine (perché prodotte dai leucociti) e sono identificate da un numero.
- Le prostaglandine, che derivano invece dai grassi componenti la membrana cellulare e svolgono un importante ruolo nell'evoluzione dell'infiammazione. Il nome deriva dal fatto che sono state individuate per la prima volta nel liquido seminale. La loro azione rimane confinata all'interno dell'organo in cui sono state prodotte. A seconda dell'acido grasso di partenza e di fattori legati allo stato di salute e all'assunzione di farmaci si formeranno prostaglandine della serie 1, 2 o 3 (vedi schema oltre). Le serie 1 e 3 hanno azione complessivamente antinfiammatoria (che riduce cioè l'infiammazione), mentre la classe 2 svolge un'azione francamente proinfiammatoria (induce cioè l'infiammazione). Inoltre le serie 1 e 2 derivano da grassi della serie omega 6, e la serie 2 in particolar modo dall'acido arachidonico, mentre la classe 3 da grassi della serie omega 3. L'equilibrio delle diverse fasi dell'infiammazione deriva quindi dalla possibilità di produrre le diverse classi di prostaglandine a seconda del bisogno. Molti dei farmaci antipiretici, antinfiammatori ed analgesici agiscono inibendo proprio la sintesi delle prostaglandine.

Vediamo ora un po' più nel dettaglio quali grassi possono derivare dai nostri alimenti.

I grassi saturi

Si definiscono grassi saturi le molecole lineari di lipidi che non presentano insaturazioni. Sono costituiti da una struttura centrale, come una barra, costituita da atomi di carbonio messi in fila come i vagoni di un treno. Queste molecole hanno una struttura rigida e vengono utilizzate dall'organismo prevalentemente a scopo energetico (cioè, "smontandole" il corpo ne ricava energia). Il burro, ad esempio, è costituito da una prevalenza di grassi saturi, e alle basse temperature solidifica. I grassi saturi si trovano prevalentemente nelle carni di manzo e vitello, nei formaggi e nel latte, nell'olio di cocco e palma, nell'uovo ecc.

I grassi monoinsaturi

Sono grassi che hanno una struttura di base del tutto simile ai saturi, ma con un doppio legame, un punto "morbido" nella lunga catena rigida. Li introduciamo nella dieta soprattutto come acido oleico, presente nell'olio derivato dalle olive.

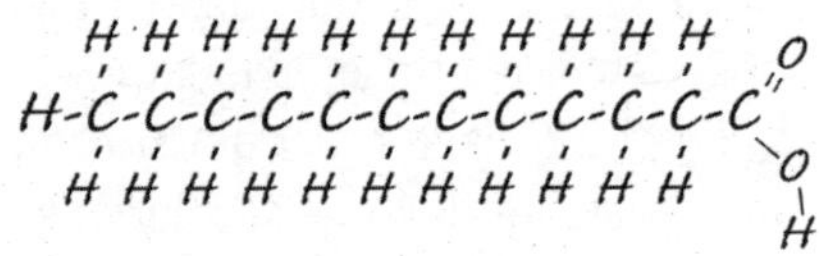

Acido laurico (12 : 0)

I grassi polinsaturi

Sono grassi con più di un punto di insaturazione, molecole "morbide", flessibili, che conferiscono morbidezza e flessibilità alla membrana plasmatica.

I grassi trans

I grassi trans derivano dalla trasformazione di acidi grassi polinsaturi (omega 3 e 6). La trasformazione consiste in un cambiamento di conformazione dei doppi legami che diventano rettilinei e rigidi come i grassi saturi.

In natura si formano in piccole quantità nel rumine dei bovini, per l'at-

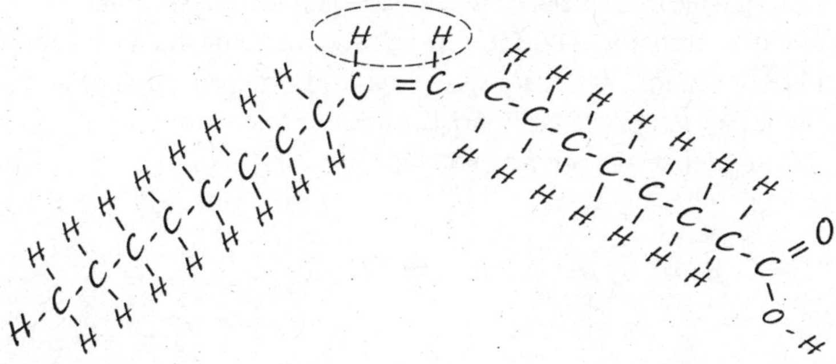

Acido oleico (12 : 1; Cis)

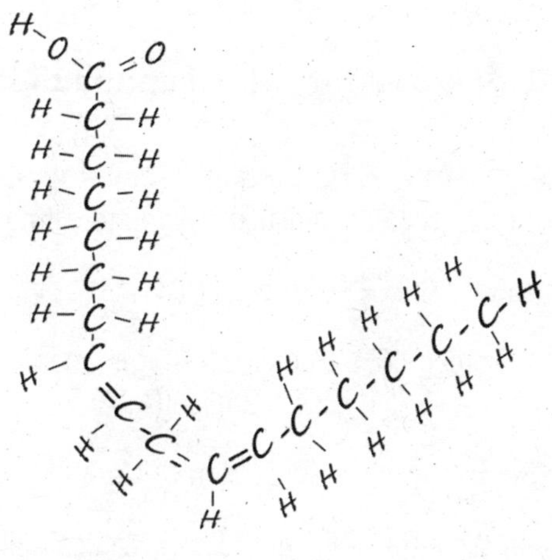

Acido linoleico (18 : 2; omega 6)

tività di alcuni batteri che trasformano l'acido linoleico in acido linoleico coniugato (CLA); questo passa in piccole quantità anche nel latte vaccino, e se ne trova una certa percentuale anche nei formaggi per formazione batterica. Il CLA sembra avere effetti positivi sulla formazione della massa muscolare, e per questo viene utilizzato spesso in ambito sportivo o nelle diete dimagranti. Il problema si pone quando i grassi trans vengono assunti in grandi quantità. Le trasformazioni industriali che prevedono trattamenti termici (fritture prolungate, estrazione di oli ad alte temperature, produzione di margarine) o per parziale saturazione attraverso reazioni chimiche (idrogenazione, transmetilazione ecc.) trasformano da cis a trans un'elevata percentuale di legami. Questi grassi, una volta ingeriti, diventeranno parte integrante delle membrane cellulari, comportandosi come grassi saturi e con tutte le conseguenze negative per la salute e per l'evoluzione dei processi infiammatori.

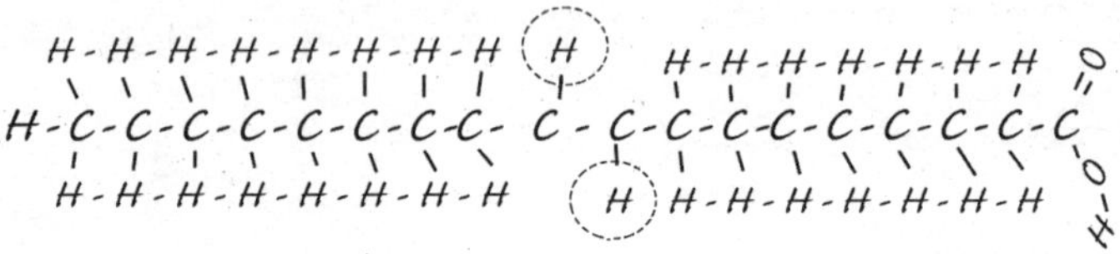

Acido eliaidinico (18 : 1; Trans)

Acidi grassi introdotti con la dieta	
Acidi grassi saturi*	Corta catena: butirrico; media catena: laurico, miristico e palmitico; lunga catena: stearico
Acidi grassi monoinsaturi	Oleico
Acidi grassi polinsaturi omega 6	Linoleico (LA), gamma-linolenico (GLA), arachidonico (ARA)
Acidi grassi omega 3	Alfa-linolenico (ALA), EPA, DHA
Grassi trasformati (saturati e trans)	Elaidinico e Vaccenico (dall'oleico)

* I grassi saturi che influenzano negativamente il colesterolo sono quelli a catena media.

Dai grassi alla comunicazione intercellulare

Quando le cellule sono sottoposte a stimoli di diversa natura (stress, ormoni, agenti infettivi ecc. ecc.) per agire in squadra, devono avere la possibilità di comunicarsi le azioni da intraprendere. I segnali intercellulari utilizzati a questo scopo durante i processi infiammatori, si chiamano genericamente prostaglandine e derivano dalla trasformazione dei grassi della membrana cellulare, dopo che questi sono stati recisi dai fosfolipidi ad opera di un enzima: la fosfolipasi A.

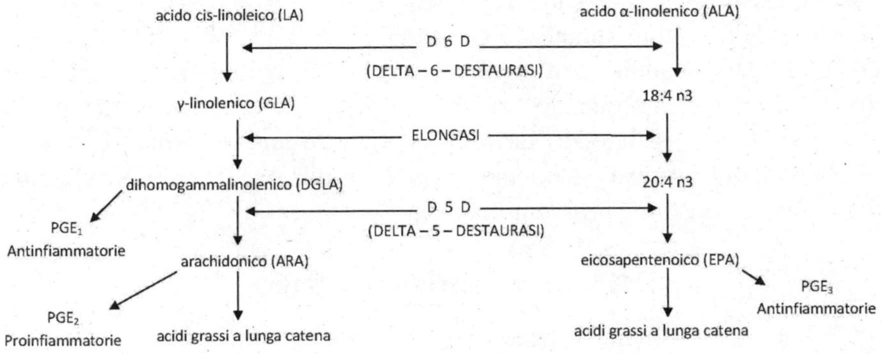

Effetto dei grassi sul sistema immunitario

A seconda dei grassi presenti nella dieta e, di conseguenza, di quelli che formano le membrane cellulari, le cellule saranno in grado di formare alcuni mediatori. Ad esempio, se la membrana cellulare è formata prevalentemente da omega 6, grassi saturi o grassi trans, verranno formate prevalentemente prostaglandine proinfiammatorie e proaggreganti (prostaglandine e trombossani della serie 2); solo se la membrana è formata da una buona percentuale di grassi polinsaturi della serie omega 3, l'effetto sarà decisamente antinfiammatorio (formazione di prostaglandine della serie 3).

Acidi grassi essenziali

Alcuni acidi grassi sono per noi essenziali: dobbiamo cioè assumerli con la dieta, perché il nostro organismo non è in grado di sintetizzarli partendo da zero ma li può, in caso di bisogno, solo allungare. Si tratta degli ormai famosi omega 3 e omega 6. Il nome deriva dalla posizione del primo doppio legame, contato partendo dall'ultimo atomo di carbonio. Solo le piante e le alghe sono in grado di creare i doppi legami in queste posizioni, producendo l'ALA (acido alfa-linolenico). I pesci ed altri animali marini riescono ad allungare e desaturare (trasformare i legami saturi in insaturi) l'ALA, producendo acidi grassi a lunga catena come l'EPA e il DHA. Quando aumentiamo il consumo di alimenti ricchi in omega 3 aumenta anche il rapporto omega 3/omega 6 della membrana degli eritrociti (globuli rossi), dei granulociti e dei monociti (globuli bianchi), delle cellule del sistema nervoso e degli epatociti (cellule del fegato).

Complessivamente gli acidi grassi della serie n-3, EPA, DHA e ALA svolgono un ruolo antinfiammatorio ed antiallergico nell'organismo, mentre il GLA ed il DGLA, della serie n-6 hanno un'azione antinfiammatoria in condizioni di salute, ma quando l'organismo ha già processi infiammatori in atto o si stanno assumendo farmaci, soprattutto antinfiammatori, la linea n-6 può prendere prevalentemente la via di produzione delle prostaglandine della serie 2 ad azione proinfiammatoria.

Grassi ed espressione genica

Gli acidi grassi della serie 3, oltre ad avere un ruolo antinfiammatorio diretto attraverso la formazione di prostaglandine, svolgono anche un importantissimo ruolo indiretto: migliorano l'apporto energetico alle cellule del sistema immunitario modificando l'espressione dei geni coinvolti nel metabolismo dei grassi. Aumentano la produzione di enzimi coinvolti nella rimozione dei grassi dai depositi e della loro ossidazione (combustione), mentre riducono l'espressione degli enzimi coinvolti nel deposito dei grassi (riducono quindi la lipogenesi) (31). In questo modo le cellule del sistema immunitario avranno a disposizione molto più carburante!

Cambiamento dei consumi di grassi

Gli acidi grassi essenziali della serie omega 6 (Acido linoleico-LA) e omega 3 (Acido Alfa-linolenico-ALA) sono stati sempre presenti nella nostra alimentazione fin dalla comparsa dell'uomo sulla terra. Prima di diventare agricoltore (10.000 anni fa), l'uomo consumava omega 3 e 6 circa in egual quantità. Negli ultimi 150 anni la nostra alimentazione ha subito dei cambiamenti radicali, per certi aspetti si è proprio stravolta, come nel caso del consumo dei grassi. Nell'ultimo secolo, con la facile estrazione di oli dai semi (soia, girasole ecc.) utilizzando solventi chimici derivati dal petrolio (simili alla benzina) e le alte temperature, abbiamo avuto un aumento esponenziale del consumo di oli di semi ricchi in omega 6 fino ad arrivare ad un rapporto (omega 3: omega 6) di 20-30:1 nei paesi industrializzati, invece del tradizionale rapporto 1-2: 1! Questo cambiamento ha portato a consumare grassi con spiccate caratteristiche pro-aggreganti, pro-infiammatorie, rispetto agli omega 3 contenuti nei vegetali a foglia verde, ai semi di lino, le noci, il pesce, che hanno azione antiaggregante, antinfiammatoria ed antiallergica

Grassi negli alimenti	
Acido butirrico	Burro, grasso di prodotti caseari
Acido laurico	Cocco
Acido miristico	Cocco, grasso di prodotti caseari
Acido palmitico	Palma, carni manzo e maiale, prodotti caseari
Acido stearico	Cocco, carni manzo e maiale,
Acido oleico	Oliva, carne maiale, avocado
Acido linoleico	Mandorle, noci, girasole, mais, palma, sesamo, soia e legumi, vinacciolo, colza
Acido gamma-linolenico (omega 6)	Semi di borragine e ribes
Acido alfa-linolenico (omega 3)	Noci, alghe, avocado, portulaca, vegetali a foglia verde, fagioli di soia, olio e semi di lino, olio di sesamo, olio di vinacciolo, olio di colza
EPA e DHA	Aringhe, sarde e pesce azzurro in genere, trota, molluschi bivalvi, alghe (es. Nori)
Arachidonico	Latticini, carne, crostacei

(32), con tutte le conseguenze, a cui stiamo assistendo sul cambiamento delle manifestazioni patologiche, da malattie infettive acute, sempre più, a malattie croniche, degenerative, autoimmuni, allergiche.

L'aumento del consumo dei grassi trans (da margarine, grassi vegetali, fritture ecc.), anche nei bambini, è correlato ad un aumento di manifestazioni allergiche (33), soprattutto se la madre è allergica (34), ma anche alla comparsa di insulinoresistenza (diabete tipo 2) e ipercolesterolemia, già diventati un problema nei bambini americani e che sono in aumento vertiginoso anche nei bambini europei.

In sintesi

I grassi che introduciamo con la dieta condizionano pesantemente le capacità di risposta del sistema immunitario.

Per avere una buona risposta è opportuno:

- eliminare dalla dieta i grassi trasformati (margarine, grassi vegetali, oli vegetali non spremuti a freddo, fritti) se non per un uso del tutto eccezionale;
- aumentare il consumo di grassi polinsaturi della serie omega 3 (semi di lino, noci, verdura a foglia verde, pesce);
- contenere il consumo di omega 6.

Se, con le scelte alimentari, viene introdotta una prevalenza di omega 6, grassi saturi e grassi trans, rispetto agli omega 3, al sistema immunitario mancheranno gli strumenti per funzionare in modo bilanciato. Si verificheranno una prevalenza di reazioni allergiche autoimmuni ed una generale tendenza alla cronicizzazione anche dei "banali" disturbi digestivi come gastriti, coliti ecc. e catarrali come bronchiti, sinusiti ecc. con complicazione anche dei più seri disturbi asmatici e di infiammazioni croniche intestinali (colite ulcerosa, morbo di Crohn).

Capitolo 12

MEGLIO I GRASSI VEGETALI O ANIMALI?

Nonostante tutto ciò che è stato detto e scritto, e si continua a dire e scrivere sui grassi vegetali, facciamo fatica ad abbandonare l'idea che il vegetale sia sempre più salutare dell'animale. Per decenni siamo stati terrorizzati, nel vero senso della parola, riguardo al consumo di burro. Con il risultato che... molte più persone soffrono di ipercolesterolemia, ma ancor peggio è aumentata l'incidenza di aterosclerosi e problemi cardiovascolari proprio per l'aumento del consumo di grassi vegetali – per lo più margarine – con l'idea che essendo vegetali sono più "leggere". Come siamo potuti arrivare a pensare che una merendina (pubblicizzata per la sua ricchezza in calcio) è migliore di pane, burro e marmellata? Ed ancora che pane e marmellata sia migliore rispetto alla soluzione con aggiunta di burro? Abbiamo visto che il sistema immunitario può funzionare solo grazie alla comunicazione intercellulare basata su grassi, e che i grassi "interessanti" derivano esclusivamente dalla dieta, ed allora perché non farli assumere ai nostri figli?

Sicuramente sono da evitare meticolosamente i grassi non ben identificati, ovvero i prodotti sulla cui etichetta troviamo scritto "grassi vegetali" o "grassi animali", perché non sappiamo veramente di che cosa si tratta. Se la materia grassa utilizzata fosse olio di girasole o anche olio di palma, burro, strutto, sarebbe evidenziato. Invece queste diciture sottendono la presenza di grassi industrialmente trasformati, margarine e "grassi animali" derivati da scarti di lavorazione degli animali (pelle, ossa ecc.). Questi prodotti riducono la risposta immunitaria e comunque la sbilanciamo verso un tipo di risposta infiammatoria, allergica ed autoimmune. Il consumo di margarine vegetali o grassi saturi della palma o ancora di grassi trans accresce il colesterolo LDL circolante[24], aumentando il rischio che si depositi nelle arterie e crei placche.

24. LDL, lipoproteine a bassa densità, sono delle strutture sferiche con funzione di sacchetti "portacolesterolo", la cui parte esterna è composta dai grassi assunti con la dieta e da una certa percentuale di proteine. Se i grassi sono troppo "rigidi" i tessuti (reni, muscoli, cuore ecc.) non riescono a risucchiare il colesterolo della LDL per utilizzarlo a scopo energetico, strutturale e metabolico, lasciandolo circolante.

E quali sono quindi i grassi più interessanti?

Come sempre accade è difficile andare per macrocategorie. Tra i grassi vegetali il più bilanciato, grazie alla sua composizione prevalentemente di acido oleico monoinsaturo, è l'olio extravergine di oliva, pressato a freddo e non filtrato (vedi tabella). E questo dovrebbe essere il condimento per eccellenza delle nostre pietanze, abbandonando, tranne che nelle feste comandate, burro e panna.

Composizione grassi* (s.f. = spremuto a freddo)

Grassi	Saturi	Monoinsaturi	Omega 6	Omega 3	Vit. E
Olio extravergine	16,16	74,45	7,85	1	22,4
Olio girasole s.f.	11,24	33,37	50	3	68
Olio soia s.f.	14,02	22,76	50	8	18,5
Olio mais s.f.	14,96	30,66	50	6	34,5
Olio sesamo s.f.	13,15	40,1	45	3	40
Olio lino s.f.	9,4	20	14	58	17,5

* I dati sono medi, possono variare in base alla cultivar, a fattori ambientali e al tipo di estrazione.

Per quanto riguarda invece le pietanze, vanno selezionati alimenti con grassi prevalentemente antinfiammatori. La scelta quindi ricadrà per le proteine su pesce pescato (il pesce azzurro è il più ricco di omega 3) e non di allevamento, carni bianche allevate senza mangimi, ma solo con granaglie, derivati della soia (tofu e tempeh) biologici, carne di maiale (allevato senza mangimi) piuttosto che manzo e vitello, perché contengono meno grassi saturi. In ogni caso la carne non dovrebbe comparire sulla tavola più di due, massimo tre volte per settimana. E se ne può tranquillamente fare a meno. Tra i formaggi è meglio scegliere quelli di capra, che presentano un contenuto di grassi saturi inferiore rispetto a quelli vaccini, purché siano di allevamento biologico; oppure ricotta di capra o vacca (attenzione ad acquistare vera ricotta, i cui unici ingredienti sono siero di latte e sale; non deve essere presente latte, panna o altro). Infine è importante anche evitare di assumere proteine di diversa natura nello stesso pasto (ad esempio formaggio e prosciutto, carne e uova ecc.) per almeno due motivi: il primo e forse più importante è che le diverse proteine hanno tempi ed anche modalità di digestione diversi e possono intralciarsi a vicenda (ad esempio i grassi dei formaggi rallentano la digestione della carne, già complessa di suo, ed inoltre il calcio presente nei formaggi riduce l'assorbimento del ferro della carne e viceversa), il secondo è che più varietà di cibo invitante abbiamo e più siamo stuzzicati a mangiare. Il monopiatto aiuta a controllare anche la quantità di cibo assunto.

Estrazione degli oli di semi

Il processo di estrazione è un processo relativamente semplice. È possibile individuare due distinti processi di estrazione, svolti anche in combinazione:

- l'estrazione fisica, macinazione dei semi e successiva spremitura meccanica che permette di estrarre circa la metà dell'olio contenuto nel seme e porta alla formazione di un panello come sottoprodotto, utilizzato poi nell'alimentazione animale (zootecnia) o, nel caso della soia, per la produzione di proteine ed estrusi (spezzatino, granulato ecc.);
- l'estrazione chimica, effettuata con esano (solvente derivato dal petrolio) in più passaggi; l'olio di estrazione può venire poi rimiscelato con l'olio ottenuto dalla spremitura dei semi.

L'olio ottenuto per estrazione con solventi viene anche sottoposto a processi di raffinazione per cercare di eliminare i residui di esano – che comunque rimane presente in tracce – decolorare e deodorare l'olio, processi che prevedono passaggi in acidi, calce e sotto pressione, con temperature che possono superare tranquillamente i 200°C. A questo punto l'olio di semi avrà perso la maggior parte della vitamina E e dei grassi polinsaturi.

La domanda che sorge spontanea è: che senso ha utilizzare questi oli per l'alimentazione umana? Eppure al supermercato è praticamente impossibile trovare un olio di semi estratto per sola spremitura a freddo.

In sintesi

Come sempre non si può far di un'erba un fascio! Sembra che vegetale sia sempre meglio, ma non è così. Anzi nel mondo dei grassi le maggiori attenzioni le dobbiamo porre nell'eliminare dalla dieta le margarine ed i grassi citati nelle etichette con la dicitura "grassi vegetali" e "grassi animali", estremamente dannosi per la salute. Il burro per uso saltuario non è da bandire; invece sicuramente da utilizzare, per uso quotidiano, l'olio extravergine di oliva e recuperare l'utilizzo dei semi oleosi. Sostituire alla carne, soprattutto rossa, il pesce.

Capitolo 13

IL COLESTEROLO FA SEMPRE MALE?

Il colesterolo, da non confondere con i grassi saturi, che hanno una struttura lineare (vedi cap. 11), è una grossa molecola di grasso, piatta, formata da 3 esagoni ed un pentagono appaiati, ed ha un'estremità alcolica (per questo porta il suffisso -olo). Il nostro organismo ne contiene circa 150 g.

L'organismo umano produce autonomamente la maggior parte del colesterolo necessario; nell'adulto la produzione si aggira tra 1 e 2 g al giorno. Solo una piccola parte (in media 0,1 fino a un massimo di 0,5 grammi) viene assunta con l'alimentazione: la maggior parte del metabolismo del colesterolo avviene nel fegato.

La molecola del colesterolo svolge un ruolo stabilizzante in tutte le membrane cellulari, che senza questa sarebbero troppo fluide. Rende possibile la divisione e quindi la moltiplicazione cellulare. Inoltre il nostro organismo ricava dal colesterolo, oltre alla vitamina D, alcuni degli ormoni più importanti per la nostra sopravvivenza: aldosterone, cortisolo, testosterone, estradiolo e gli altri ormoni steroidei.

Il colesterolo viene trasportato nel sangue in sacchetti (chiamati lipoproteine) – sì, proprio come quelli che noi usiamo per fare la spesa, solo che, invece che essere di plastica, i sacchetti per trasportare il colesterolo sono composti di grassi saturi ed insaturi. Come al solito, a seconda di quello che il nostro organismo ha a disposizione (leggi: a seconda dei grassi che abbiamo assunto con l'alimentazione), i sacchetti saranno composti in prevalenza da grassi saturi o trans (rigidi) o da grassi insaturi (morbidi). Chiaramente un sacchetto morbido è più funzionale, sia quando lo dobbiamo riempire che quando lo dobbiamo svuotare! Questo significa che le LDL (meglio conosciute come colesterolo cattivo), cioè i sacchetti pieni di colesterolo in partenza dal fegato per le consegne a domicilio alle diverse cellule dell'organismo, non riusciranno a svuotarsi bene e, visto che finché non son vuote rimangono in circolo, avremo colesterolo cattivo circolante. Le HDL (meglio conosciute come colesterolo buono), da parte loro, sono gli spazzini del colesterolo, e fanno la raccolta porta a porta: prendono il colesterolo che alle cellule non serve e lo riportano al fegato, che eliminerà l'eccesso attraverso la bile. Ma ve li immaginate gli "operatori ecologici" con sacchetti di legno rigidi? Quanta immondizia potranno raccogliere? Ecco, queste sono le condizioni in cui mettiamo gli operatori ecologici del nostro colesterolo quando mangiamo male, cibi e grassi non adeguati, alimenti troppo raffinati e con indice glicemico troppo alto.

Inoltre, nonostante la fierezza con cui vengono pubblicizzati gli alimenti privi di colesterolo ed a basso contenuto di grassi, la ricerca non è ancora arrivata ad una conclusione univoca sul reale rischio di un'alimentazione bilanciata, ricca di grassi "naturali". Anzi alcune importanti ricerche segnalano l'aumento dell'incidenza di alcuni tumori – ad esempio alla prostata nell'uomo – in correlazione con l'uso di latte scremato (35, 36), e le evidenze sulla reale pericolosità del consumo di alimenti ricchi di colesterolo spesso vacillano, anche perché valori di colesterolo bassi nell'organismo sono correlati all'aumento di incidenza di alcuni tipi di tumori. Probabilmente questi risultati apparentemente contraddittori derivano dal fatto che la maggior parte degli studi non tiene conto delle abitudini alimentari complessive (consumo di verdure, cereali integrali, legumi, grassi trans ecc.) e non distingue tra consumo di alimenti biologici e trattati con la chimica. Non considerando perciò il contenuto, da una parte, di antiossidanti nella dieta e dall'altro dei residui di sostanze chimiche dell'agricoltura e dell'industria alimentare che, è risaputo, interferiscono con il corretto funzionamento del sistema immunitario ed ormonale.

Inoltre, e di non poco conto, bisogna sottolineare come la "sgrassatura" degli alimenti, soprattutto dei latticini (latte e yogurt scremato, formaggi light) comporti anche l'eliminazione di importanti vitamine liposolubili: D, E e K.

Sono invece sicuramente da evitare tutti i grassi trasformati (patatine, merendine con "grassi vegetali" ecc.) perché, oltre ad aumentare l'incidenza di obesità ed il rischio cardiovascolare, squilibrano le difese immunitarie ed in più, come abbiamo visto, aumentano le LDL (colesterolo cattivo) circolanti, anche nei bambini!

Per quanto riguarda il sistema immunitario possiamo sicuramente sottolineare che i bambini (e gli adulti) che consumano acidi grassi trans presenti in merendine, biscotti, patatine, cracker soppiantano con questi lipidi cattivi il consumo quotidiano (e meglio sarebbe ripetuto) di grassi attivi dal punto di vista immunitario. Le sostanze che aiutano il sistema immunitario ad essere sempre efficiente si trovano infatti, per quanto riguarda i grassi, in mandorle, noci, olio extravergine d'oliva e in minor quantità nel burro e, per quanto riguarda gli antiossidanti, nella frutta e nella verdura. E quindi... sicuramente è meglio riempire la pancia con frutta e mandorle, piuttosto che con una merendina! Gli antiossidanti evitano che i grassi irrancidiscano nel nostro organismo, e per il nostro sistema immunitario sono come l'olio per le serrature: se manca, la serratura non funziona e noi rimaniamo bloccati in casa!

Per tirare un po' le somme: non bisogna cadere nel tranello di acquistare alimenti a "zero colesterolo" pensando che "il colesterolo fa male e i grassi vegetali no", oppure che solo il colesterolo contenuto negli alimenti aumenta il colesterolo in circolo nel nostro sangue; ad esempio i corn flakes per la prima colazione hanno zero colesterolo, ma un indice glicemico così elevato – anche quando sono privi di zucchero aggiunto – che aumentano il colesterolo LDL e diminuiscono l'HDL![25]

E quindi la vera causa dell'ipercolesterolemia risiede poco nell'esagerato consumo di colesterolo con gli alimenti, ma molto nella cattiva scelta degli alimenti. Per diminuire veramente il colesterolo presente nel nostro sangue, meglio scegliere carni bianche e soprattutto pesce (a basso contenuto di grassi saturi ed elevato di insaturi), noci, nocciole e mandorle, verdure e frutta con azione antiossidante (che mantengono elastiche le pareti delle HDL ed LDL) e soprattutto quotidianamente i legumi, che riducono, come abbiamo visto nei precedenti capitoli, la produzione di colesterolo da parte del fegato.

25. Il consumo di alimenti ad alto indice glicemico, nei quali l'assorbimento di zucchero nel sangue è rapido, fa innalzare velocemente i livelli di insulina. Questo ormone svolge diverse funzioni tra cui: blocca il consumo di grassi e zuccheri da parte delle cellule e favorisce la messa in riserva degli zuccheri circolanti (glucosio che arriva dagli alimenti) sotto forma di grassi saturi (trigliceridi) nel tessuto adiposo (tessuto grasso). I picchi di insulina e la formazione di trigliceridi porta anche ad un aumento delle LDL e riduzione delle HDL.

In sintesi

Il colesterolo è un costituente fondamentale e insostituibile della membrana di tutte le nostre cellule ed è la molecola base da cui il nostro organismo produce molti ormoni. Non è quindi una sostanza da demonizzare e nemmeno da evitare. Molto più importante è evitare il consumo dei dannosissimi grassi trans e ridurre il consumo di alimenti con grassi saturi a favore di alimenti ricchi di mono- e polinsaturi, senza assumere alimenti sgrassati industrialmente. Tutto questo si rivela però inutile se con l'alimentazione non introduciamo anche quotidianamente i legumi, che riducono la produzione del colesterolo da parte del fegato, ed insieme i fattori protettivi che evitano l'irrancidimento dei grassi nel nostro organismo, ovvero gli antiossidanti derivanti da frutta e verdura.

Capitolo 14

QUALI GRASSI PER LA NOSTRA IMMUNITÀ?

Purtroppo si è radicata l'idea che i grassi fanno male e basta, fanno ingrassare e aumentano il rischio di infarto. In realtà mai come oggi abbiamo avuto a disposizione tanta varietà di alimenti privi di colesterolo, light, solo con grassi vegetali... e mai abbiamo registrato tassi così elevati di obesità e problemi cardiovascolari. I grassi vanno consumati, a tutti i pasti, ma devono essere accuratamente scelti! Di ottima qualità!

Non possiamo rinforzare il sistema immunitario se non limitando tutti i grassi saturi derivanti da carne e latticini ed eliminando completamente quelli saturi di "oli vegetali" ed i grassi trasformati contenuti in merendine, gelati industriali, snack, patatine, cracker, che apportano centinaia di calorie svuotate di nutrienti. Sono veri e propri pasti mancati. Ad esempio: le mandorle contengono 542 kcal ogni 100 g, mentre le patatine fritte in sacchetto ne contengono almeno 550 ed oltre, con alcune differenze:

- le mandorle contengono ogni 100 g anche grassi antinfiammatori, calcio 220 mg, magnesio 270 mg, 3 mg di ferro e circa 20 g di proteine. Considerando che il fabbisogno di magnesio per un bambino è di circa 200 mg, di calcio 800 mg e di ferro circa 7 mg, le mandorle, ma anche nocciole e semi di zucca, sono alimenti che, assunti quotidianamente durante le merende o ai pasti – tritate, spolverate su paste e risotti in alternativa al formaggio – riempiono il pozzo sempre troppo vuoto di minerali ed oligoelementi indispensabili a tutte le funzioni cellulari dell'organismo.
- Le patatine contengono grassi in eccesso, saturi e trans, che riducono la reattività dell'organismo e predispongono, poco alla volta, a malattie degenerative del sistema immunitario e cardiovascolare (infarto, ictus ecc.); contengono inoltre acroleina[26] e acrilamide[27], sostanze che si formano

26. L'acroleina si forma quando, durante la cottura degli oli, i legami molecolari si spezzano a causa delle alte temperature.

27. L'acrilamide si forma negli alimenti ricchi di carboidrati quando sono sottoposti alle alte temperature della frittura o del forno, ma non nelle cotture a calore umido (vapore, bollitura). È ritenuta genotossica (un cancerogeno per il quale non esiste una dose accettabile), ed a certe concentrazioni può provocare lesioni al sistema nervoso centrale e periferico. Particolarmente ricche le patatine fritte, i cereali tostati, ma anche i biscotti ed il pane croccante.

durante la cottura dell'olio, irritanti e potenzialmente cancerogene per la mucosa dello stomaco e dell'intestino. Dai rapporti FAO emerge che il gruppo più a rischio per l'esposizione a questa sostanza sono i bambini e gli adolescenti.

Quali grassi per condire e cuocere

Tra i miti da sfatare:
- il burro è più calorico dell'olio;
- l'olio di semi è più "leggero", e quindi meno calorico, del "pesante" olio extravergine di oliva;
- per friggere è meglio l'olio di semi.

Il burro contiene molti grassi saturi naturali (non comparabili con i trans delle margarine) tra cui una piccola percentuale di insaturi – se le mucche hanno pascolato d'estate e mangiato fieno d'inverno – e contiene inoltre vitamina A, D e una certa percentuale di acqua, che lo rende meno calorico di qualsiasi olio (oliva, girasole, palma ecc.). Totalizza 560 kcal contro le 900 degli oli. È un alimento utilizzabile d'inverno spalmato sul pane, per migliorare l'efficienza della colazione o della merenda. L'efficienza sta nel fatto che pane, burro e marmellata ha un indice glicemico più basso (ed ancor più se il pane è integrale a lievitazione naturale), ovvero rilascia nel sangue zuccheri più gradualmente del solo pane e marmellata, e contribuisce così a migliorare i livelli di attenzione durante le ore di studio ed a ridurre la fame improvvisa e l'eccesso di spuntini grazie alla maggiore capacità saziante. Funzionano molto bene anche le creme composte al 100% di mandorle o nocciole; rispetto al burro sono anche molto più ricche di grassi polinsaturi e calcio, e possono essere spalmate sul pane al posto del burro e ricoperte di marmellata (a patto che sia 100% frutta), miele o malto di cereali. Preferire quelle di semi oleosi non tostati, perché la tostatura altera la natura degli oli, che diventano trans.

Composizione di alcune fonti di grassi alimentari							
	Kcal	Grassi saturi g	Polinsaturi g	Vit. A ret. eq. - iu	Calcio mg	Magnesio mg	Ferro mg
Burro	717	51	30	2490	24	2	0
Mandorle	581	4	47	7	216	275	3,7
Nocciole	628	4	57	20	144	163	4,7
Semi girasole	584	4	47	50	78	325	5,2
Noci	654	6	59	20	98	158	2,9
Sesamo	631	9	52	66	60	345	6,4
Lino	534	4	38		255	392	5,7

Dati: USDA (United States Department of Agriculture).

Gli oli, in quanto costituiti al 100% di grassi, hanno tutti lo stesso numero di calorie: 900 kcal per 100 cc significa 90 kcal ogni cucchiaio di olio! (per confronto 125 g yogurt intero = 80 kcal).

È interessante provare a quantificare l'olio consumato con una frittura. Prendiamo ad esempio sempre le solite patatine: se per un etto di patate abbiamo circa 550 kcal significa che, tolte le 80 calorie di un etto di patate, ci restano 470 calorie che vanno divise per 90 (calorie per ogni 10 g d'olio). E allora scopriamo che... mangiando un sacchetto di patatine da 100 g abbiamo "bevuto" o peggio dato da bere ai nostri bambini almeno 50 cc (mezzo bicchiere circa) di olio strafritto!

Ogni commento pare superfluo.

Inoltre gli oli di semi, se salutari e quindi estratti a freddo, ad alto contenuto di grassi polinsaturi, hanno un punto di fumo[28] molto più basso rispetto all'olio extravergine di oliva e quindi sono meno adatti alla cottura. In commercio si trovano oli di girasole più adatti alla cottura: quelli cosiddetti "oleici" derivano da varietà selezionate, di solito per ibridazione, di semi di girasole ad alto contenuto di acido oleico (il grasso tipico dell'olio di oliva); per aumentare ulteriormente questo contenuto l'olio può essere "frazionato". Nel biologico tale tecnica viene applicata sottoponendo l'olio a basse

28. Il punto di fumo in un olio è la temperatura alla quale l'olio inizia a decomporsi (idrolizzarsi), cioè si rompono i suoi legami molecolari ed inizia a formarsi l'acroleina, sostanza cancerogena.

temperature che consentono di separare la parte oleica, che tende a solidificare, da quella polinsatura che rimane sempre molto fluida.

Un altro olio, con un punto di fumo discretamente elevato e che può essere utilizzato per le fritture è quello di arachidi, che deve comunque essere prodotto da agricoltura biologica ed estratto a freddo.

In conclusione, è vero che la frittura è buona e rende i cibi appetitosi, ma abbiamo ampiamente sottolineato che l'olio cotto – ed attenzione ancor peggio è per i soffritti – irrita le mucose dell'apparato digerente fino a predisporle alla degenerazione, abbassa le difese immunitarie e predispone all'obesità indipendentemente dal suo contenuto calorico; quindi possiamo affermare che l'olio cotto non va assolutamente usato quotidianamente.

Quali grassi allora nell'alimentazione quotidiana?

La semplicità ci torna sempre come guida utile.

Come condimento a crudo possiamo utilizzare prevalentemente olio extravergine di oliva e talvolta, se piace, l'olio di girasole pressato a freddo. Per le torte si può utilizzare il burro o l'olio di girasole (visto che poi la temperatura di cottura rimane al di sotto dei 180°C).

Tra gli alimenti sono da bandire i grassi dei prodotti confezionati (dicitura in etichetta: grassi animali e vegetali), le carni rosse, se non per uso saltuario (massimo una o due volte al mese anche per i bambini); occorre poi ridurre il consumo di formaggi e latticini (complessivamente al massimo una volta al giorno). Ad esempio è sufficiente consumare una porzione di yogurt durante la colazione (150-200 g), oppure una porzione di formaggio fresco a pranzo, meglio se di capra (100-120 g), se stagionato bastano 30-40 g al dì. In ogni caso il consumo di latticini andrebbe sospeso quando l'organismo non è al pieno delle sue forze, ad esempio in caso di malattie catarrali (raffreddori, bronchiti, otiti ecc.), di cefalee o di malattie legate al sistema immunitario. Nell'alimentazione quotidiana i grassi devono derivare dai seguenti cibi: semi oleosi (mandorle, nocciole, semi di girasole) durante la prima colazione, negli spuntini o sulle insalate; legumi; pesce, che può egregiamente sostituire nella settimana qualche pasto di carne.

In sintesi

Negli ultimi decenni si sono radicate molte idee sbagliate sui grassi che dobbiamo cercare di abbandonare. Il colesterolo ed il burro non sono così da demonizzare, mentre vanno esclusi dalla dieta le formule light, i "grassi vegetali" e "grassi animali" che troviamo negli alimenti confezionati. Da bandire anche margarine ed oli vegetali che non siano estratti a freddo. Da rivalutare quotidianamente invece i semi oleosi sia tali e quali (mandorle, nocciole, noci, semi di zucca, girasole e sesamo ecc.) che sottoforma di creme spalmabili.

Capitolo 15

COSA SONO LE INTOLLERANZE ALIMENTARI

"Quando si parla di intolleranze alimentari, non si sa da che parte iniziare...".

Intorno a questa frase si è creata una confusione inevitabile. Già, inevitabile perché la medicina ufficiale utilizza il termine "intolleranza" applicato al lattosio, al glutine e basta! Tutto il resto, che non sia allergia, non esiste per il momento, nel senso che non viene ufficialmente riconosciuto, perché ancora non indagabile ufficialmente. La grande confusione si crea proprio per la sovrapposizione di terminologie. Esistono e sono documentate, almeno fin dall'inizio del secolo scorso, molte incompatibilità con alimenti che non rientrano in nessuna delle categorie riconosciute dalla medicina convenzionale, ma chiamandole intolleranze alimentari si entra in competizione con i termini ufficialmente riconosciuti.

Facciamo una scrematura

"Mi gonfio anche bevendo un bicchiere d'acqua...".

Questa frase nasce come un grido d'aiuto del nostro apparato digerente, che cerca di farci capire che avremmo bisogno di fare una pausa alimentare, cambiare registro, che le nostre abitudini sono completamente da modificare. Abbiamo bisogno del famoso giro di boa! In queste situazioni è facile incolpare la pasta od il pane di provocare gonfiore, ma quale pasta e quale pane mangiamo? Associati come? Masticati quanto? Queste sono le domande che nessuno si fa e (quasi) nessun medico ci fa.

Vediamo allora come fare una prima scrematura delle abitudini errate che ci portano ad una cattiva digestione e "gestione" (metabolismo) degli alimenti, per poter poi parlare di quelle che sono le vere incompatibilità alimentari.

Masticando

Un'interessante esercizio di attenzione è contare quante volte mastichiamo ogni boccone, anche di brodo o di passato di verdura, ed osservare anche quanto masticano i nostri commensali. *Prima digestio fit in ore* (la digestione inizia in bocca): se il cibo non viene adeguatamente sminuzzato dai denti, insalivato e portato alla giusta temperatura, la digestione non può avvenire in modo corretto ed adeguato. I cibi proteici hanno bisogno di essere sminuzzati per poter essere aggrediti, nello stomaco, dagli enzimi proteolitici; i cibi ricchi di carboidrati hanno bisogno di una buona insalivazione per iniziare la digestione dei carboidrati che verrà solo completata nell'intestino; i brodi, i succhi e anche l'acqua hanno bisogno di essere portati a temperatura corporea prima di essere deglutiti, per non causare eccessivi sbalzi di temperatura allo stomaco. Quando mastichiamo, inoltre, vengono prodotte sostanze – tra cui la leptina – che iniziano a comunicare all'ipotalamo che lo stomaco si sta riempiendo, promuovendo il senso di sazietà. Infine, ma non meno importante, masticando si migliora l'irrorazione sanguigna delle gengive e dei denti favorendone la buona salute.

Se non mastichiamo bene, quindi, cibi mal digeriti e pasti troppo ricchi – per la mancata comunicazione della sazietà – causano effetti che ci portano a credere, erroneamente, di avere qualche incompatibilità alimentare.

Senza residui, e non solo

I nostri alimenti rischiano di essere – e spesso sono – dei cocktail di sostanze chimiche. Concimi per i terreni, diserbanti, anticrittogamici; trattamenti antimuffa nei cereali e nella frutta, nei semi oleosi, nel vino; coloranti, conservanti, addensanti, miglioranti degli impasti; antibiotici in pesce, latte, formaggi... Ci sono stime che hanno dell'incredibile sulla quantità di sostanze chimiche assunte ogni anno dal nostro organismo. Si parla di svariati chili – sì, proprio chili (pensate ai sacchi da 1 chilo) – dai 5 ai 10 chilogrammi pro capite ogni anno di sostanze chimiche, dannose e inutili ai fini del corretto funzionamento del nostro organismo. Cosa provochino nel nostro intestino, sul sistema immunitario e ormonale, poco o nulla si sa.

E forse non si vuole sapere.

D'altronde, l'ascesa del numero di sostanze introdotte nell'ambiente tra acqua, aria, cibo e farmaci è stata talmente rapida che è difficile fare, a questo punto, studi di correlazione tra le sostanze e l'incidenza delle diverse patologie. Di fatto gli alimenti trattati chimicamente portano almeno due ordini di problemi: da una parte si introducono sostanze estranee all'organismo, sovraccaricandolo di scorie – spesso tossiche – di cui poco si conoscono gli effetti, soprattutto per quanto riguarda le interazioni e le eventuali sinergie negative tra sostanze diverse e in particolar modo nell'organismo in crescita dei bambini; dall'altra i vegetali che sono stati troppo aiutati nella crescita, con l'ausilio di concimi chimici, anticrittogamici e diserbanti, saranno meno forti, meno allenati ad affrontare le avversità. Ciò si traduce in una minor robustezza di quello che possiamo chiamare il "sistema di difesa delle piante", costituito da vitamine, oligoelementi, flavonoidi – ad azione antiossidante – oli essenziali ed altre sostanze che, nemmeno a farlo apposta, sono proprio quelle necessarie a rinforzare il nostro sistema immunitario di difesa e la flora batterica intestinale, e a favorire la detossificazione a livello epatico.

Integro secondo natura

La maggior parte delle manipolazioni cui sottoponiamo i nostri alimenti ne riducono più o meno drasticamente il contenuto di minerali, vitamine, fibre e quindi la densità nutrizionale, di vita e di vitalità. Con la raffinazione dei cereali (frumento, riso, mais ecc.) perdiamo fibre, minerali (tra cui magnesio e ferro), vitamine del gruppo B, vitamina E ed acidi grassi essenziali. Con la pastorizzazione del latte perdiamo preziosi enzimi che ne migliorerebbero la digeribilità, mentre la sua scrematura fa perdere vitamina D ed E. Inoltre la cottura e la lunga conservazione dei cibi (paste ripiene, pizze surgelate, verdure in scatola o surgelate ecc.) ne modificano il sapore e ne riducono il contenuto di antiossidanti, provocando contemporaneamente un allontanamento dal gusto del cibo fresco e naturale (quindi nutriente) ed un impoverimento del nostro organismo, che si riempie la pancia ma senza riuscire a nutrirsi adeguatamente. Tutto questo riduce drasticamente la nostra capacità (energia) digestiva, portando torpore dopo i pasti, lentezza o difficoltà digestiva, gonfiori addominali che possono far cadere nel tranello di incriminare qualche cibo in particolare (spesso le verdure, i legumi, e la pasta od il pane), come colpevole del malessere causato dalle errate scelte alimentari.

Affogati nelle fibre

È quindi indispensabile mettersi nelle condizioni migliori per digerire i pasti, facendo sempre precedere il piatto unico (proteine e cereali) da verdure crude, mentre le cotte lo possono accompagnare. I cereali devono essere nella maggior parte dei casi integrali, sotto forma di pane – meglio se con il lievito madre – oppure pasta ma meglio ancora chicchi di riso, orzo, miglio ecc. accompagnati almeno una volta al giorno da legumi. La ricchezza di fibre, di minerali, di vitamine e di enzimi che caratterizza gli alimenti crudi è un elemento indispensabile per una buona ed efficiente digestione.

Il recupero del semplice

Pasti frugali, semplici, pochi ingredienti integrali, abbandonando le miscele esplosive di uova-formaggio-prosciutto o ragù-parmigiano, condimenti cotti e biscotti confezionati. Impariamo a comprare solo alimenti base al supermercato, yogurt intero (ma veramente yogurt, non crema di yogurt) senza nulla aggiunto, pasta integrale, riso, cereali per la colazione senza zucchero o cioccolato – solo in fiocchi o soffiati – evitando biscotti confezionati e bandendo gelati confezionati, merendine di qualsiasi tipo, che sono sostituite egregiamente da mandorle e nocciole, pane integrale e marmellata, crostate e torte fatte in casa. Recuperiamo il piacere di comporre piatti partendo dalle materie prime, insaporendoli con oli spremuti a freddo, sale marino integrale e tante, tante erbe aromatiche fresche. Ed ancora: in primavera quando la natura, risvegliandosi, ci offre i nuovi germogli di ortica, papavero (rosolaccio), silene, pungitopo, luppolo ecc. ecc. uniamo l'utile al dilettevole, raccogliendo le piante spontanee in zone un po' lontane dal traffico cittadino; respiriamo aria pulita, facendo attività fisica e procacciandoci alimenti preziosissimi per la depurazione primaverile.

Poi ci sono le intolleranze vere

Le cattive abitudini alimentari possono creare veramente molti disturbi digestivi, che sempre più spesso vengono scambiati per problemi di incompatibilità verso particolari alimenti. Alcune volte però gli alimenti disturbano veramente, con meccanismi non ancora completamente compresi.

Un po' di storia

Già Ippocrate, nel 400 a. C., aveva evidenziato che alcune persone avevano reazioni avverse ad alimenti che per altri risultavano invece del tutto innocui. Aveva distinto le reazioni in immediate, corrispondenti alle reazioni allergiche, ed altre da lui stesso chiamate ritardate e che invece comparivano stranamente quando un alimento, consumato abitualmente e tolto dalla dieta, veniva reintrodotto. Solo nel 1906, grazie al dott. Clemens Von Parquet, fu introdotta la parola "allergia". Fino a quel momento veniva utilizzata la parola "tossico" per descrivere una sostanza che era dannosa per tutti gli individui, magari procurando disturbi più o meno gravi. Ma in quel momento si parlò anche di allergia, ovvero di reazioni a sostanze che potevano dimostrarsi assolutamente innocue per alcune persone e provocare reazioni anche molto gravi in altre.

Almeno fin dall'inizio del secolo scorso, intorno al 1925, i primi allergologi si resero conto che le reazioni allergiche non sono solo di tipo immediato, ma che anche cibi consumati quotidianamente possono essere alla base di diversi disturbi come cefalee, vertigini e perfino disturbi dell'umore, dalla depressione a disturbi psichiatrici più gravi. Tra i pionieri del settore si distinse Arthur F. Coca, farmacologo, fondatore ed editore del *Journal of Immunology*. Il dott. Coca aveva cercato di dar voce ed importanza alle allergie ritardate (quelle che oggi vengono chiamate intolleranze alimentari) e di farle riconoscere dalla classe medica, purtroppo senza riuscirci. Il suo interesse era stato sollevato anche dal fatto che la moglie aveva spontaneamente eliminato dalla dieta alcuni alimenti che, al momento dell'assunzione, le creavano tachicardia. Da queste osservazioni sulla moglie il dott. Coca mise anche a punto un test per l'individuazione delle intolleranze alimentari, test basato proprio sulla rilevazione delle pulsazioni del polso, dell'accelerazione cardiaca provocata dai cibi a cui si è intolleranti. Questo test viene ancora utilizzato e porta proprio il suo nome: test di Coca.

Dal 1926 la definizione limitata di allergia è stata accettata dalla maggior parte dei medici delle due parti dell'Atlantico. Nel 1937 il medico americano Albert Rowe pubblicò un approfondito lavoro sulle diete ad eliminazione e su come queste si siano rivelate efficaci nel guarire disturbi come emicranie, eczemi, coliti ulcerative ecc. Il dott. Rinkel, successivamente, usò per primo il concetto di allergia "mascherata" per descrivere le allergie ritardate. Il termine "mascherate" rende bene l'idea di come la persona afflitta da allergia ritardata, oggi chiamata intolleranza alimentare, si senta molto bene subito dopo l'assunzione del cibo incriminato, mentre gli effetti negativi si presentano anche dopo due o tre giorni. Rowe aveva osservato che già dal quinto giorno di astensione vi era un netto miglioramento dei sintomi. Ed a lui si deve la messa a punto della dieta a rotazione, dove gli alimenti non vengono assunti più di una volta alla settimana.

Al dott. Rinkel si deve anche la messa a punto della dieta ad eliminazione, derivata da alcune osservazioni fatte su se stesso, cioè che alla reintroduzione di un cibo sospeso per cinque giorni si manifestano spesso sintomi più acuti.

A dare una svolta nel campo delle intolleranze fu Theron Randolph intorno agli anni '50. Fu lui a mettere insieme le intuizioni di Rowe con il concetto della sindrome di adattamento di Selye (vedi capitolo successivo), ed a capire che questo concetto spiegava il fenomeno di mascheramento e reazione ritardata.

Solo nel 1960 si scoprivano le IgE, immunoglobuline della classe E implicate nella risposta allergica.

A tutt'oggi la medicina ufficiale riconosce solo le allergie immediate, che si manifestano cioè attraverso la produzione e l'azione delle IgE, mentre nel mondo diversi gruppi di lavoro, come ad esempio i gruppi di "Ecologia Clinica", approfondiscono l'affascinante e variegato mondo delle allergie ritardate o intolleranze alimentari.

In sintesi

Almeno fin dall'inizio del secolo scorso è stato chiaro che, per certe persone, alcuni alimenti possono essere causa di disturbi anche gravi e invalidanti, senza che la reazione sia di tipo allergico. Negli ultimi decenni sempre più si parla di intolleranze alimentari come causa di molti mali, ma spesso la vera causa sono solo le radicate e dilaganti cattive abitudini alimentari che hanno soppiantato e cancellato le tradizionali e corrette abitudini alimentari. La fretta incornicia e completa il quadro! Prima di gridare all'"intolleranza alimentare" è necessario ristabilire una corretta alimentazione quotidiana, e solo successivamente, se i disturbi permangono invariati, si può ipotizzare un'intolleranza alimentare.

Capitolo 16

DISTINGUERE TRA ALLERGIA ED INTOLLERANZA

Nel precedente capitolo abbiamo visto che i due termini possono creare confusione; ora vediamo di chiarire le differenze sostanziali, ad oggi conosciute, tra manifestazione allergica vera e propria e intolleranza alimentare, nell'accezione di incompatibilità alimentare.

La parola allergia fu usata per la prima volta nel 1906 dal dott. Clemens Von Parquet. Fino ad allora esisteva una definizione solo per le sostanze "tossiche", ovvero sostanze che avevano un impatto negativo per tutte le persone, magari con manifestazioni più o meno gravi. La parola "allergia" invece definiva quelle situazioni in cui una sostanza o un alimento può produrre disturbi anche gravi in alcune persone. Da quel momento, quindi, si parla di manifestazione allergica quando l'organismo reagisce in modo esagerato ad una sostanza estranea innocua come possono essere i pollini o gli acari della polvere. Le manifestazioni allergiche mettono in moto i meccanismi immunitari legati alla produzione di immunoglobuline della classe E (IgE), capaci di tenere memoria della sostanza. Ogni incontro con la sostanza estranea ritenuta pericolosa porta ad aumentare il numero di IgE specifiche, e di conseguenza la manifestazione tende a peggiorare ogni volta che l'organismo viene a contatto con l'allergene.

Perfino piccolissime quantità di allergene possono scatenare reazioni anche molto gravi.

Il meccanismo d'azione è mediato dalla produzione, locale o diffusa, di istamina. L'istamina è la sostanza responsabile delle manifestazioni locali di gonfiore, rossore e prurito tipiche delle manifestazioni allergiche (ponfi, eczemi, riniti, laringospasmo ecc.), ma anche delle punture di insetti. Quando la reazione si scatena a livello generale, invece, si ha la manifestazione chiamata "shock anafilattico", in cui l'istamina provoca ipotensione per vasodilatazione e una broncocostrizione con difficoltà respiratorie che possono portare allo svenimento, al coma ed anche alla morte.

Nell'intolleranza alimentare (ad esclusione di quelle al lattosio ed al glutine), i meccanismi non sono ancora così ben chiariti. Sicuramente una prima differenza sta nel fatto che le reazioni sono dosedipendenti (più alimento mangio, maggiore e più duraturo sarà il sintomo), ed entrano in gioco, con buona probabilità, anche alcune classi di immunoglobuline tra cui le IgA e le IgG, diverse quindi dalle IgE.

Come si istaurano le intolleranze

Cerchiamo di capire cosa succede nel nostro organismo, per svelare il mistero di come le intolleranze sembrano, ma non sono, la causa di tutti i mali.

Tutto inizia dall'intestino

Ci sono alcune situazioni che contribuiscono all'insorgenza delle intolleranze alimentari:
- uso di antibiotici, con conseguente riduzione della barriera costituita dalla flora batterica intestinale;
- stati di tensione emotiva protratti nel tempo; alterano l'equilibrio delle secrezioni sia dello stomaco che dell'intestino, riducendo la capacità digestiva;

insieme a:
- consumo frequente di alimenti industrialmente raffinati (farina bianca, oli estratti con solventi, latte uht cioè a lunga conservazione ecc.);
- diete monotone, a basso contenuto di frutta e verdura (inferiore a 700 g al giorno) e a basso consumo di cereali integrali e legumi (meno di tre volte per settimana);
- alimentazione basata su cibi contaminati, non biologici, con conservanti, coloranti e aromi.

Intestino permeabile

Nell'intestino, in situazione di normale tolleranza agli alimenti, la mucosa (parete) crea – in collaborazione con il tappeto formato dalla flora batterica – una barriera invalicabile per le molecole di cibo non digerito, cioè cibo che non è ancora stato aggredito dagli enzimi digestivi. Come per tutte le regole vi è un'eccezione: in alcune zone dell'intestino vengono effettuati degli "assaggi" di cibo non digerito attraverso particolari cellule della parete intestinale chiamate M, che servono al sistema immunitario per riconoscere gli alimenti consumati abitualmente e imparare a tollerarli, evitando di produrre a livello intestinale anticorpi (come invece accade nelle allergie ai crostacei, al latte ecc.) che ci farebbero combattere il nostro cibo come se fosse una sostanza altamente tossica, insomma un nemico!

Quando però la barriera batterica viene meno, il cibo e le sostanze chimiche estranee che eventualmente lo accompagnano (pesticidi, metalli pesanti, conservanti ecc.) arrivano a diretto contatto con la mucosa intestinale (parete dell'intestino), creando un'irritazione. Questa a sua volta causa uno stato infiammatorio che rende la parete intestinale più permeabile, come se fosse un colabrodo o una rete a cui si allargano le maglie. A questo punto passeranno la barriera intestinale quantità non controllate di sostanze non completamente digerite. Quale percorso seguano e come creino disturbo, questo è ancora oggetto di studio; una possibile spiegazione del meccanismo generale è stata sviluppata nel capitolo precedente. L'effetto dell'intolleranza alimentare è un'azione di disturbo che coinvolge tutto l'organismo. Questo disturbo generalizzato si manifesta solitamente con sintomi che possono coinvolgere uno o più organi (stomaco, pelle, sistema nervoso ecc.), partendo da quello che per ognuno di noi è il proprio "punto debole" per costituzione, oppure perché l'organo è un bersaglio delle tensioni emotive.

Ipotesi di Selye

Una volta che il cibo mal digerito è entrato nel nostro organismo, l'ipotesi di Selye ci aiuta a capire come si evolve l'intolleranza.

Selye nel 1956 ipotizzò un meccanismo in tre stadi per descrivere le reazioni del corpo allo stress, meccanismo chiamato "sindrome generale di adattamento" (G.A.S. *General Adaptation Syndrome*) e che a tutt'oggi aiuta a spiegare l'evoluzione della sintomatologia dell'intolleranza. Il meccanismo suggerito da Selye è articolato in tre stadi: allerta, resistenza ed esaurimento.

Il primo stadio corrisponde alla reazione da stress acuto in cui viene prodotta adrenalina; l'organismo riconosce la minaccia e mette in atto il meccanismo di "combatti o scappa" (*fight or flight*) caratterizzato da aumento della frequenza cardiaca e respiratoria, della pressione arteriosa, della tensione muscolare, della temperatura corporea, e dalla diminuzione della secrezione salivare con successivo aumento del livello di cortisolo. Secondariamente, con la fase di resistenza o adattamento, l'organismo si sforza di mantenere un equilibrio, dosando le risorse e cercando di adattarsi alla situazione. In questa fase possono iniziare a comparire sporadicamente e poi sempre più frequentemente dei sintomi di malessere.

La fase di esaurimento è caratterizzata dal manifestarsi di fasi di malessere o dall'instaurarsi in modo persistente di malattie "psicosomatiche" o "malattie da adattamento".

Questa sequenza ben si sposa con la progressione dei sintomi tipica dell'instaurarsi di un'intolleranza alimentare. Durante la prima fase i picchi di adrenalina provocati dall'ingestione dell'alimento creano dipendenza: l'assunzione dell'alimento determina una situazione di stress acuto dell'organismo, con conseguente aumento dei livelli di adrenalina (come quando prendiamo uno spavento!) e una immediata sensazione di energia e lucidità mentale riferibile all'assunzione del cibo che in realtà ha stressato l'organismo; questo porta a cercare sempre più spesso il cibo "stressante".

Infiammazione minima persistente

Soprattutto a partire dalla seconda fase (di resistenza), l'organismo si troverà in una situazione di infiammazione "basale" o infiammazione minima persistente. Cosa significa?

L'organismo sarà in una situazione di allerta infiammatoria ovvero sempre leggermente "irritato", pronto all'attacco; per questo produce cortisolo ad azione antinfiammatoria. Proprio come a una persona già tesa come una corda di violino basta un nonnulla per reagire, così al nostro organismo sarà sufficiente incontrare minori quantità di allergene per avere ad esempio una reazione allergica, oppure rimanere un tempo inferiore in ambiente chiuso per vedersi scatenare una cefalea, o ancora trovarsi in un cambiamento di tempo perché insorgano dolori articolari; e così proseguendo potremmo fare lo stesso esempio per tutti i disturbi dell'organismo. Ecco perché la presenza di intolleranze alimentari si associa alla comparsa praticamente di tutti i disturbi possibili: il fatto è che funge da trampolino di lancio!

Ed i primi riscontri arrivano anche dalla ricerca scientifica: come viene ben descritto anche in un recente lavoro dell'equipe di Brandt (46), una sensibilizzazione intestinale ad un alimento (in questo caso l'ovoalbumina dell'uovo) porta alla comparsa ex novo di un'allergia respiratoria alla polvere domestica, allergia che permane per ben 12 giorni dopo l'ultima assunzione dell'alimento!

L'infiammazione minima persistente è sostenuta anche da regimi alimentari con prevalenza di carne (47) e da regimi con eccessi di carboidrati raffinati, che producono picchi pluriquotidiani di insulina; ma non da regimi basati su pesce e/o prodotti vegetali.

In sintesi

Mentre l'allergia è una risposta immunitaria doseindipendente, che l'organismo attua mediante l'intervento delle immunoglobuline della classe E (IgE), l'intolleranza (o meglio incompatibilità alimentare) è una risposta infiammatoria generale che l'organismo sviluppa in conseguenza dello stress provocato dall'assunzione di dosi crescenti o comunque elevate e soprattutto frequenti di uno stesso alimento. Questo stato detto di "infiammazione minima persistente" si comporta come un trampolino di lancio, agevolando il manifestarsi di tutte le manifestazioni infiammatorie dell'organismo (cefalee, dolori articolari, allergie, gastriti ecc.).

Capitolo 17

COME SI MANIFESTANO LE INTOLLERANZE ALIMENTARI

Come abbiamo visto nei capitoli precedenti, le intolleranze alimentari creano una sorta di dipendenza, e l'inganno in cui si cade è proprio questo: inizialmente l'alimento a cui si è intolleranti dà un immediato senso di benessere, proprio per l'aumento dei livelli di adrenalina come descritto da Selye, ma intanto l'organismo inizia ad intossicarsi. Successivamente, man mano che si alzano i livelli di cortisolo e soprattutto nella fase di esaurimento, iniziano a comparire sempre più frequentemente i sintomi dell'intossicazione, e basterà assumere l'alimento incriminato anche una sola volta alla settimana per mantenere l'intossicazione ed i sintomi correlati; e quindi sembrerà che i sintomi siano indipendenti dal suo consumo.

Questa intossicazione può manifestarsi con i sintomi più disparati:

Sistema nervoso Vertigini, cefalee, difficoltà di concentrazione, ansia, depressione, irritabilità, diminuzione delle capacità mnemoniche.

Apparato respiratorio Tosse, peggioramento dell'asma, raucedine, muco retronasale, rino-faringiti, otiti e sinusiti ricorrenti.

Apparato genito-urinario Infiammazioni uro-genitali ricorrenti (cistiti, vaginiti, prostatiti ecc.), sindrome premestruale, disturbi della libido.

Muscoli e articolazioni Dolori articolari, crampi e rigidità muscolare, tremori muscolari, debolezza muscolare, infiammazioni muscolo-tendinee.

Apparato cardiocircolatorio Alterazioni della pressione arteriosa, tachicardia, extrasistoli.

Apparato digerente Afte, gastrite, colite, gonfiore addominale, senso di nausea, dolori e crampi addominali, iperacidità gastrica, diarrea, stitichezza, prurito anale, emorroidi, ragadi.

Pelle Prurito locale e generalizzato, acne, eczemi, dermatiti, psoriasi.

Metabolismo Ritenzione di liquidi, ritardato senso di sazietà, aumento di peso.

L'insorgenza dei sintomi può variare da poche ore – soprattutto per i sintomi legati all'apparato digerente – fino a 36 ore dopo l'assunzione e può durare per diversi giorni, mediamente 5 ma, quando l'intossicazione è ben radicata, i sintomi si possono protrarre anche per 12-15 giorni dopo l'eliminazione dell'alimento dalla dieta.

Come si indagano

Nel tempo si sono sviluppati diversi metodi di individuazione delle intolleranze o incompatibilità alimentari, anche molto diversi tra loro. Non essendo ancora chiarito il meccanismo attraverso il quale gli alimenti creano il campo di disturbo, è difficile dire se e quale sia il metodo più attendibile. Nessuno di questi, comunque, è al momento riconosciuto come metodo diagnostico. Proprio per questa mancanza di comprensione sul meccanismo d'azione, forse i metodi che più si possono avvicinare alla corretta individuazione sono quelli più aspecifici, i metodi in cui si mette a confronto l'alimento intero con l'intera persona. Tra questi ve ne sono di manuali, come il test kinesiologico basato sulla rilevazione della forza muscolare o la misurazione del battito cardiaco; ve ne sono di elettrici, che misurano – con l'aiuto di una microcorrente simile a quella utilizzata nell'elettrocardiogramma – la variazione della corrente in alcuni punti, spesso residenti sui meridiani utilizzati nell'agopuntura cinese. Esistono poi test di vario genere effettuati sul sangue o sul capello, ma comunque nessuno ancora validato; e soprattutto è da sottolineare che quasi tutti i test, anche alcuni effettuati sul sangue, sono dipendenti dalla lettura dell'operatore e quindi dalla sua esperienza e preparazione.

In sintesi

L'intolleranza ad un alimento si può manifestare attraverso sintomi molto disparati. Dal sistema nervoso centrale (cefalee e vertigini) alla pelle (dermatiti, psoriasi), ogni parte del nostro corpo può fungere da campanello di allarme per segnalare che l'organismo è disturbato da qualche alimento che crea una sotterranea situazione di infiammazione minima. Per smascherare le intolleranze il mercato propone molte tipologie di test, ma non ve ne sono ancora di riconosciuti.

Capitolo 18

QUALE PREVENZIONE

Abbiamo visto nei precedenti capitoli che le intolleranze alimentari si instaurano per una concomitanza di fattori a causa dei quali l'ambiente intestinale perde il suo equilibrio, la digestione non avviene correttamente – magari anche a causa di una scarsa masticazione o di troppe tensioni scaricate sull'apparato digerente – e la flora batterica perde le sue caratteristiche lasciando spazio a una prevalenza di batteri patogeni e funghi. In questa situazione, in cui la mucosa intestinale si "irrita" e diventa più permeabile, il colpo di grazia viene dato dall'alimentazione monotona. Ed allora, quali sono le premesse importanti per prevenire le intolleranze alimentari?

Partiamo dal sistema nervoso

La pressione che il nostro sistema nervoso riesce ad esercitare sulle funzioni del nostro organismo (digestione, difese immunitarie ecc.) può vanificare buona parte dei risultati ottenuti con una corretta alimentazione e masticazione, e quindi l'approccio migliore è quello di mettere in atto diverse strategie per garantirci un buon equilibrio globale.

Uno dei primi aspetti su cui lavorare è la respirazione. Quando il respiro è poco profondo, ci porta a muovere solo i muscoli della gabbia toracica, senza creare movimento nella zona addominale. Viene meno quel naturale massaggio ritmico che aiuta a rilassare tutta la muscolatura annessa al plesso solare e viene meno anche l'aiuto che la respirazione dà alla peristalsi intestinale. Di conseguenza si accumulano tensioni muscolari, i gas che naturalmente si producono nell'intestino ristagnano, aumentando la sensazione di gonfiore; infine si rallenta la peristalsi intestinale, con un ridotto svuotamento e un possibile ristagno di feci. Tutto ciò si somma agli effetti generali della cattiva respirazione: scarsa ossigenazione dei tessuti e ridotta eliminazione delle scorie acide, operazione che avviene anche grazie all'eliminazione dell'anidride carbonica.

Le tecniche di meditazione, lo yoga, il tai chi chuan, ma anche l'attività sportiva in ambienti naturali sono un valido aiuto per migliorare la respirazione... Insomma si rischia di migliorare anche la qualità dei pensieri!

Alimentazione varia, ma cosa significa?

La maggior parte delle persone pensa di seguire una dieta variata, che in realtà consiste nel mangiare forme diverse degli stessi alimenti. Ad esempio pane, pasta, pizza, tortellini, biscotti, fette biscottate, cracker sono tutti alimenti a base di frumento, sempre più raramente si introducono almeno il riso e la polenta, e la maggior parte degli altri cereali sono per lo più sconosciuti. In questi ultimi anni al supermercato si trovano minestre a base di farro o di orzo, che pochi utilizzano ed inoltre rispecchiano sempre l'ottica della grande industria: cereali perlati ovvero raffinati, privati del germe – la parte vitale del chicco – per garantire tempi di conservazione lunghi.

Nel corso della settimana andrebbero alternati tutti i cereali integrali, per evitare di assumere ogni giorno le molecole di glutine che sono tra le più irritanti della nostra alimentazione. I cereali che contengono glutine sono: frumento, farro, kamut, segale, a ridotto contenuto orzo e avena. Sono completamente privi di glutine: riso, mais (polenta), miglio e grano saraceno.

Per dare un ritmo alla settimana (e per non dimenticare nessun cereale!) torna utile il calendario dei cereali associato ai giorni della settimana, utilizzato in medicina antroposofica. Questo calendario associa ogni cereale (vedi tabella), in base alle sue caratteristiche energetiche, al giorno della settimana che presenta l'energia più simile. Per la medicina antroposofica anche questo è un piccolo accorgimento che aiuta a mettersi in armonia con le forze del cosmo.

Insieme ai cereali possiamo variare anche i legumi. Tra fagioli (bianchi, borlotti, neri, rossi ecc.), ceci, lenticchie, fave, piselli, cicerchie, chi più ne ha più ne metta! Possiamo variare legume e preparazione per buona parte dei giorni dell'anno.

Di fondamentale importanza poi è la varietà delle verdure e della frutta. Ogni stagione ha un clima diverso che favorisce la maturazione di vegetali diversi. In estate il clima caldo-umido favorisce la maturazione di frutti succosi, colorati, ortaggi ricchi d'acqua (zucchine, melanzane, pomodori,

Associazione tra cereali e giorni della settimana

CEREALE	ASTRO/ENERGIA	FUNZIONE	GIORNO ASSOCIATO
RISO	Luna	Astringente, antifermentativo	Lunedì
ORZO	Marte	Lassativo, rinfrescante intestinale	Martedì
MIGLIO	Mercurio	Mineralizzante (ricco di ferro e silicio)	Mercoledì
SEGALE	Giove	Fluidificante sanguigno	Giovedì
AVENA	Venere	Lassativo, riduce il colesterolo	Venerdì
MAIS	Saturno	Rallenta il metabolismo	Sabato
FRUMENTO	Sole	Mineralizzante	Domenica
GRANO SARACENO *		Mineralizzante (ricco di calcio)	

* Il grano saraceno non corrisponde a nessun giorno della settimana perché non è un cereale, il farro ed il kamut sono considerate varietà del frumento, in estate possono anche sostituire i cereali invernali: avena e segale.

lattughe ecc.), mentre d'inverno gli ortaggi sono più asciutti (radicchi, verze, porri ecc.) e questo si sposa perfettamente con le nostre esigenze nutrizionali: infatti d'estate sudiamo molto ed abbiamo bisogno di integrare sali minerali, dato che il sole con i suoi raggi UV rischia di danneggiare la pelle, ed i colori della frutta e degli ortaggi estivi (beta-carotene, flavonoidi ecc.) svolgono un'azione protettiva, antiossidante. D'inverno, il clima più rigido ci porta ad ammalarci più facilmente di patologie legate all'apparato respiratorio, e guarda caso la maggior parte degli ortaggi invernali (cavoli, broccoli, porri, zucca) hanno azione espettorante, fluidificante sui catarri e rinforzante sull'apparato respiratorio, grazie all'elevato contenuto di zolfo.

Questi sono solo alcuni dei motivi per cui è indispensabile nutrirsi solo di frutta e verdura di stagione, e non ridursi a mangiare a dicembre melanzane e peperoni.

Variare le proteine nell'arco della settimana, non della giornata! È più che sufficiente mangiare proteine animali una volta al giorno, anzi assumerle più volte al giorno è sconsigliato. È possibile scegliere tra uova, formaggio, se si desidera anche carne bianca, pesce ecc. gli altri pasti avranno come protagoniste le proteine vegetali di cereali, legumi e semi oleosi.

Infine, ma non meno importanti, vi sono gli alimenti fermentati. Un valido aiuto all'equilibrio intestinale lo possiamo dare sostituendo il pane prodotto con lievito di birra con pane a lievitazione naturale, aggiungendo crauti fermentati (non pastorizzati) ed altre verdure fermentate alle insalate, yogurt e salse di soia negli altri pasti.

In sintesi

La prevenzione delle intolleranze alimentari si mette in pratica semplicemente seguendo una sana alimentazione ed un corretto stile di vita, in cui venga posta attenzione a variare tutti i giorni gli alimenti: cereali, proteine di origine diversa, verdure e frutta solo di stagione. Inoltre, veramente molto importante è un lavoro sul sistema nervoso. Attraverso la meditazione, la respirazione ed il movimento aiutiamo il sistema nervoso centrale ad accumulare meno tensioni, predisponendo tutto l'organismo alla corretta digestione ed assimilazione del cibo.

Capitolo 19

QUALI ALIMENTI PER IL SISTEMA IMMUNITARIO

Come abbiamo visto fin qui, tutte le strutture che entrano nel gioco del sistema immunitario derivano dall'alimentazione.

Per dare la possibilità al sistema immunitario di funzionare al meglio, dobbiamo fornirgli la miglior benzina ed i migliori mattoni. La miglior benzina dipende anche da come sono composti i pasti, sempre semplici e ricchi di fibre.

Alimenti da evitare

Gli alimenti, per essere della miglior qualità, devono trovarsi nella forma più vicina a quella naturale. Di conseguenza sono da evitare il più possibile prodotti trattati con sostanze chimiche o additivati con sostanze di sintesi. La scelta ricadrà su alimenti non trattati provenienti dall'orto, biologici o biodinamici.

Da evitare anche i cibi trasformati dall'industria, scegliendo ingredienti base da trasformare in casa; avremo piatti più semplici ma più nutrienti ed economici. Meglio scegliere ad esempio i cereali integrali in chicchi piuttosto che la pasta o le farine, meglio un risotto che cibi surgelati già pronti.

Da bandire lo zucchero bianco, i cereali perlati o brillati e le farine bianche – soprattutto di frumento – se non fortuitamente, perché sono troppo poveri di nutrienti. Non utilizzare quindi alimenti preconfezionati – nemmeno biologici – se non per uso occasionale, preferendo verdure e frutta raccolti il più recente possibile.

Evitare inoltre l'eccesso di proteine e di glutine.

Alimenti da assumere quotidianamente

I cereali integrali

Sono preziosi scrigni nei quali la natura mette in riserva la vita! Infatti, se mettiamo in ammollo per qualche giorno i cereali integrali, germogliano.

I cereali appartengono per lo più alla famiglia delle graminacee. Quelli integrali vengono privati solo delle parti più esterne, indigeribili (pula). Con le successive lavorazioni si elimina dapprima la crusca più grossa, lasciando il cruschello ed il germe. Invece nel chicco raffinato, brillato, e nella farina 0 e 00 rimane solo l'endosperma, cioè amido con una parte delle proteine: quindi un alimento deprivato proprio delle parti più interessanti del cereale. Nella parte più esterna, crusca e cruschello, sono tenuti in riserva i minerali, grazie all'azione chelante (proprio come quella delle chele di un granchio) del tanto temuto acido fitico[29].

Per migliorare l'assorbimento dei minerali (zinco, ferro, rame ecc.) è indispensabile ammollare i cereali integrali prima della cottura. In quelli a cottura più breve (miglio, grano saraceno) basta mezz'ora, una o due ore per i cereali di media cottura (avena, riso integrale), mentre è necessaria una notte di ammollo per i chicchi più coriacei (farro integrale, orzo mondo, grano). I cereali vanno sciacquati e poi messi in ammollo nell'acqua che verrà utilizzata per la cottura; gettando l'acqua si gettano anche gran parte delle vitamine del gruppo B!

Miglio: è un cereale molto digeribile, adatto ai bambini fin dalle primissime fasi dello svezzamento. Molto ricco di vitamina A (ad azione antiossidante) e di silicio, che favorisce l'ossificazione e la corretta strutturazione dei denti. È il cereale più ricco di ferro ed è privo di glutine.

Riso: molto digeribile, svolge un'importante azione antifermentativa intestinale. Ha un germe particolarmente ricco di vitamine del gruppo B – soprattutto B_3 – che hanno la funzione di migliorare le funzioni digestive ma sono anche indispensabili alla corretta replicazione cellulare, fondamentale al sistema immunitario per armarsi.

Grano saraceno: appartiene, diversamente dagli altri cereali, alla famiglia delle poligonacee. È molto ricco di calcio e di minerali, privo di glutine, digeribile e saporito. Contiene rutina, che rinforza i capillari.

Mais: molto ricco di vitamina A e digeribile. Tende a rallentare il metaboli-

29. L'acido fitico è tradizionalmente considerato un fattore antinutrizionale, cioè una sostanza in grado di limitare l'assorbimento o l'utilizzo dei nutrienti con la formazione di sali insolubili (fitati e fitina). In questo modo l'acido fitico ostacola l'assorbimento di alcuni minerali come calcio, ferro, magnesio e zinco. I fitati vengono inattivati dal calore, dalla fermentazione e dall'ammollo prolungato di cereali integrali e legumi.

smo. Attenzione che sia integrale, perché le farine per polenta in commercio sono spesso raffinate. È privo di glutine.

Avena: ottimo cereale invernale, ricco di ferro e mucillagini (fibre solubili), che migliorano il transito intestinale ma soprattutto nutrono la flora batterica intestinale e le cellule della mucosa intestinale, e una volta digerite dalla flora batterica intestinale riducono la produzione di colesterolo da parte del fegato. Ridottissimo contenuto di glutine.

Orzo: grazie all'azione delle fibre, tra cui un elevato contenuto di mucillagini (fibre solubili, vedi avena) svolge un ruolo "rinfrescante", cioè di pulizia e riequilibrio dell'intestino. Ma proprio per il contenuto di fibre, se l'intestino è troppo infiammato o la flora batterica è alterata, provocherà eccessiva fermentazione e gonfiore. Contiene molto ferro e molti minerali ad azione antiossidante.

Farro: ottimo contenuto di sostanze antiossidanti e ridotto contenuto di glutine rispetto al frumento. Ricco di vitamine del gruppo B, che favoriscono la corretta attività digestiva.

Frumento di antichi grani: non serve bandire completamente la farina di frumento, se vogliamo nutrirci in modo adeguato alle esigenze del nostro organismo. Si possono scegliere farine o pasta di antiche varietà di grano, che sempre più si stanno facendo strada sul mercato. Sono molto ricche di antiossidanti, minerali e vitamine, e a ridotto contenuto di glutine. Alcuni esempi: kamut, senatore Cappelli, timilia, aquileia, verna ecc.

I legumi

I legumi sono alimenti insostituibili, che contengono sostanze molto preziose per il sistema immunitario: fibre solubili che rinforzano la flora batterica e la mucosa intestinale, ferro, proteine, zinco.

Per poterne utilizzare in modo soddisfacente le proteine è indispensabile associarli sempre al consumo di un cereale integrale (o anche pane o cuscus), perché gli amminoacidi presenti nelle proteine dei cereali e dei legumi sono complementari ed insieme formano proteine "nobili" come quelle dell'uovo e della carne. I legumi vanno assunti almeno una volta al giorno, preferibilmente alla sera. In cottura si può aggiungere alloro o alga kombu per ridurre gli spiacevoli gonfiori che si presentano nel primo periodo, finché l'intestino non si è abituato all'assunzione delle fibre.

I semi oleosi

Noci, mandorle, nocciole... richiamano alla mente un eccesso calorico. Ma questi alimenti sono preziosi scrigni che contengono, ben protetti, acidi grassi essenziali con azione modulante sul sistema immunitario e stabilizzante sul sistema nervoso. In molti paesi europei i mix di frutta essiccata e semi oleosi (crudi) vengono venduti sotto il nome di “miscela dello studente”. I semi oleosi sono inoltre molto ricchi di calcio, magnesio, zinco, proteine. Si possono utilizzare quotidianamente a colazione oppure durante gli spuntini, nelle insalate oppure ancora, macinati, al posto del formaggio stagionato sulla pasta o su altri cereali con verdure.

Le verdure

Le verdure svolgono numerosi importanti ruoli all’interno del pasto:
- aiutano a raggiungere il senso di sazietà;
- attivano la digestione di tutti gli alimenti abbinati nello stesso pasto;
- aiutano l’intestino ad assorbire, in tempi adeguati alle esigenze dell’organismo, i macronutrienti (zuccheri, colesterolo, grassi):

inoltre
- forniscono elevate concentrazioni di antiossidanti;
- favoriscono il transito intestinale, mantenendo in equilibrio la flora batterica che potrà vivere in un ambiente privo di ristagni.

Quali verdure vanno consumate?

Sicuramente verdure di stagione, non trattate con sostanze di sintesi, derivanti quindi da agricoltura biologica o biodinamica, da non confondere con gli ortaggi a “residuo zero”. Questi, infatti, sono alimenti cresciuti con l’aiuto della chimica, nutriti e salvati dalle malattie e dai parassiti, che semplicemente non ci forniscono quantità “misurabili” (e quindi zero analitico, non zero assoluto) di sostanze chimiche, ma nemmeno la forza dei vegetali e degli animali che si sono dovuti nutrire e difendere con le loro forze.

Tra gli ortaggi di stagione vanno scelte foglie ad ogni pasto (insalate, cappucci, finocchi ecc.), preferibilmente crude, da associare a piacere a foglie cotte o fiori, frutti crudi o cotti. Non ci pensiamo, infatti, ma pomodori, peperoni, melanzane, zucchine sono frutti (hanno i semini dentro!), mentre cavolfiori e broccoli sono fiori (o meglio infiorescenze). I fiori ed i frutti tendono a fermentare nell’intestino ed a creare maggiori problemi di meteorismo, soprattutto se sono cotti eccessivamente. Le foglie invece aiutano a regolare l'assorbimento dei nutrienti, soprattutto zuccheri e grassi, svolgendo un ruolo fondamentale nella prevenzione del diabete, delle malattie cardiovascolari e di alcuni tipi di tumore.

Le verdure fermentate

Un modo per rendere più appetitose, digeribili e "curative" le verdure è la fermentazione. Durante il processo di fermentazione (vedi sezione ricette) le verdure si ammorbidiscono, rimanendo croccanti, diventano molto aromatiche e sviluppano sostanze che favoriscono la secrezione dei succhi digestivi, riducendo molto la fermentazione intestinale di tutto il pasto. Inoltre contengono, come accade per lo yogurt, batteri lattici e sostanze che modulano e rinforzano la risposta immunitaria (53).

I germogli

I semi sono preziosissime riserve naturali di sostanze che la natura ripone in zone diverse all'interno del chicco, per evitare che possano interagire tra loro dando inizio al prodigioso fenomeno delle germinazione prima che il chicco si trovi nell'ambiente adatto.

Solo l'ingresso dell'acqua alla giusta temperatura, agendo come un fiume in piena, smuove dalle riserve minerali e vitamine, attiva enzimi che da una parte demoliscono le grandi molecole di zuccheri (amido) e dall'altro costruiscono enormi quantità di vitamine.

Il germoglio infatti, rispetto al chicco, ha un sapore più dolce perché gli amidi vengono trasformati in zuccheri semplici, assimilabili molto velocemente dal corpo umano.

Anche le proteine vengono rese più velocemente assimilabili, grazie alla demolizione nei loro componenti base (amminoacidi) effettuata dagli enzimi attivati durante la germinazione; e così avviene per i grassi, che vengono scissi in acidi grassi e glicerolo.

I sali minerali e gli oligoelementi divengono più facilmente assimilabili in quanto vengono chelati (agganciati) con gli amminoacidi.

Le vitamine, durante il processo di germinazione, aumentano fino al 100% rispetto al seme, e fino al 1400% rispetto alla pianta adulta. Questo è il motivo per cui il germoglio va utilizzato solo fino allo spuntare delle prime due foglioline; man mano che la piantina si sviluppa tutte le preziose sostanze, soprattutto zuccheri e vitamine, vengono utilizzate per costruire i tessuti della pianta e non saranno più disponibili per essere assimilate dal nostro organismo.

Sono tantissimi i tipi di germogli che possono venire consumati quotidianamente, ed ognuno ha caratteristiche diverse a seconda del seme di partenza. Ecco alcuni esempi: semi di alfalfa (erba medica), cavolo rosso e bianco, cavolo broccolo, porro, ravanello, bietola rossa, finocchio, pisello, fagioli, lenticchie, riso e altri cereali integrali ecc.

Le proteine

Sono grosse molecole composte da amminoacidi (come un treno formato da tanti vagoni) che hanno diversi ruoli nell'organismo: formano la struttura (matrice) dell'osso e le fibre dei muscoli, ma svolgono anche importanti funzioni nelle membrane cellulari, infatti tutti gli enzimi sono proteine.

Inoltre buona parte delle sostanze prodotte e utilizzate dal sistema immunitario sono molecole proteiche (anticorpi, citochine ecc.).

Questo non è un buon motivo per mangiarne in eccesso, anche perché il nostro organismo non ha un deposito di proteine, come accade invece in ampia misura per i grassi ed in misura ridotta per i carboidrati. Le proteine devono essere introdotte man mano che servono: se sono introdotte in eccesso, dopo la trasformazione in acidi (acido urico, solforico ecc.) vengono eliminate attraverso le urine. Per non acidificare troppo l'urina gli acidi sono neutralizzati utilizzando il calcio ed il magnesio che vengono prelevati prevalentemente dall'osso. Quindi bisogna fare molta attenzione all'eccesso di proteine nella dieta, soprattutto nei bambini e nelle donne in menopausa, perché possono indebolire la struttura dell'osso. Un pasto di proteine animali al giorno è più che sufficiente (e non indispensabile), anche perché dobbiamo tener conto che anche i cereali contengono circa il 12% di proteine e che buone fonti sono anche i semi oleosi (mandorle, noci, nocciole, pinoli ecc.), i legumi, lo yogurt ecc. Le proteine di origine animale diretta sono abbastanza ricche di grassi, anche quelle magre (carni rosse e bianche soprattutto), e vanno quindi consumate di preferenza a pranzo perché più digeribili che a cena, associate con abbondanti quantità di verdure crude (che aiutano la digestione) ed eventualmente anche cotte. Le carni rosse, come consiglia anche l'OMS (Organizzazione Mondiale della Sanità), vanno consumate meno di una volta alla settimana. Gli altri giorni carni bianche o pesce, che non sono comunque alimenti indispensabili nemmeno alla crescita del bambino, oppure uova, formaggio – preferendo quelli di capra o pecora perché più digeribili grazie al ridotto contenuto di grassi. Per una buona varietà di proteine, e per non sovraccaricare troppo l'organismo con le proteine animali, alcuni pranzi potranno essere costituiti da proteine vegetali della soia sotto forma di tofu o tempeh. Alla sera un piatto più digeribile può essere composto da cereali integrali e legumi, sotto varie forme: dalle minestre alle insalate fredde, dalle creme spalmabili alle polpette (vedi ricettario). Le proteine dei cereali e dei legumi non sono complete come quelle animali, ma si completano a vicenda. Basta assumere cereali e legumi (tanto legume quanto cereale) in uno stesso pasto o in pasti attigui per raggiungere una qualità di proteine spesso superiore a quella delle proteine animali.

Le erbe aromatiche

Le erbe aromatiche non dovrebbero mai mancare, in nessun piatto! Completano e rendono appetibile ogni pietanza, ne fanno sentire il profumo in lontananza cosicché i succhi gastrici possono iniziare a prepararsi alla digestione anche prima di sedersi a tavola. Sembrano un vezzo, ma invece rappresentano il cuore delle ricette ed anche il segreto che porta a produrre piatti inimitabili e digeribili. Spesso sono quindi sottovalutate, ma svolgono anch'esse numerose funzioni fondamentali:

- stuzzicano l'appetito (non per questo fanno ingrassare, anzi! Mangiare volentieri dà maggior appagamento);
- favoriscono la digestione del pasto;
- riducono la formazione di gas intestinali;
- grazie alla presenza degli oli essenziali, favoriscono la sopravvivenza della flora batterica non patogena (buona) nell'intestino a scapito della patogena (cattiva) e soprattutto dei funghi (Candida);
- ancorano i ricordi e favoriscono per questo, al contrario degli aromi di sintesi, la ricerca del cibo "salutare".

Anche delle erbe aromatiche più utilizzate in cucina non conosciamo bene le proprietà e quindi l'uso più specifico.

Salvia: erba salvifica, in passato non poteva mancare fuori dall'uscio di casa perché era considerata una pianta protettiva. Contiene numerosi principi attivi: dagli oli essenziali ai fitoestrogeni, dalle essenze amare agli antiossidanti. Grazie a questo variegato contenuto di sostanze attive, le proprietà della salvia coprono un ampio spettro d'azione. Antisettica ed antinfiammatoria (ad esempio per le gengive), digestiva, emmenagoga (favorisce la comparsa del ciclo, molto usata per i disturbi della menopausa), stimola la digestione e la vescica biliare, aiuta a ridurre l'eccessiva sudorazione.

Rosmarino: anche questa pianta è utilizzata a diversi scopi per le sue numerose proprietà. La "rugiada del mare" rugiada (ros) del mare (maris), ha azione tonica (migliora la pressione arteriosa in caso di ipotensione), migliora la concentrazione e stimola l'attenzione; insomma, agisce come un ginseng nostrano! Migliora inoltre la digestione e ha azione anticancerogena, soprattutto se associato al consumo di carni alla brace, perché contrasta l'azione cancerogena delle sostanze che si sviluppano durante questo tipo di cottura.

Timo: il timo è una delle piante d'eccellenza per il sistema immunitario, soprattutto nei periodi invernali. È un potente antibiotico, è molto efficace nel fluidificare i catarri anche dei più piccoli e migliora le difese immunitarie. Si può usare nelle minestre, sulle verdure cotte, per insaporire salse di legumi. Per utilizzare al meglio le sue proprietà espettoranti può essere assunto sotto forma di infusi dolcificati con miele o malto, con aggiunta per i più grandi di mezzo cucchiaino di zenzero. L'unica attenzione da porre per il timo è relativa al consumo delle gocce di olio essenziale per via orale, perché può risultare tossico per il sistema nervoso.

Origano: ottimo in caso di inappetenza per stimolare l'appetito, ad esempio durante le convalescenze. È un buon antibiotico ed ha inoltre azione espettorante. Come il timo può essere usato in infuso anche per i più piccoli.

Maggiorana: è una varietà di origano dal sapore più dolce; è un'erba che si presta bene anche per le pappe dei più piccoli. Contiene in abbondanza manganese e rame, che rinforzano il sistema immunitario dei bambini, soprattutto quello legato alle alte vie respiratorie.

Basilico: la radice greca della parola significa pianta regale. Oltre che per le rinomate proprietà digestive, antispastiche e sedative, il basilico è conosciuto come vermifugo. Inoltre può essere usato come ottimo collutorio, come e insieme alla salvia, per le infiammazioni del cavo orale. Aiuta la digestione del pomodoro, riducendone l'acidità durante la digestione nello stomaco.

Alloro: sia con le foglie che con le bacche essiccate si fanno ottimi infusi contro tosse e raffreddore.

Menta: è molto utile, oltre che per le proprietà digestive ed antispastiche intestinali, anche per le proprietà antisettiche, utili nelle infiammazioni della gola, dell'orecchio e dei bronchi. È anche un efficace calmante della tosse.

I metodi di cottura

La maggior parte se non la totalità dei cibi può essere consumata cruda. La maggioranza degli alimenti crudi (ortaggi, latte, yogurt, germogli ecc.), se freschissimi, contiene una preziosa fonte di enzimi e di flora batterica che aiutano la digestione dell'alimento stesso. Ma allora perché mai cucinare? Questa è una domanda che si pongono i crudisti, che con gli alimenti crudi riescono a creare manicaretti inaspettati. Ma la maggior parte delle nostre tradizionali radici culinarie prevede la cottura. E questo è già un primo motivo valido: il legame che crea il fuoco intorno al quale si cucina è già un valore aggiunto.

La cottura è utilizzata, soprattutto nelle grandi comunità o per alimenti di provenienza incerta, per garantire l'eliminazione dei batteri patogeni e di parassiti. Durante la cottura si sprigionano profumi che stimolano l'appetito, anche se viene invece persa la componente cromatica. Nella maggior parte delle pietanze cotte i colori sono meno invitanti... È un po' come avviene per i fiori: per attirare gli insetti o sono colorati o sono profumati!

La cottura a volte risulta vantaggiosa: è il caso del maggior assorbimento di alcune vitamine e della maggior digeribilità dell'amido. Le proteine invece, già durante la cottura, diventano meno digeribili a causa della coagulazione che inizia a 60°C.

Per quanto riguarda i vegetali, durante la cottura si ha sempre una perdita di vitamina C, ma in alcuni casi particolari la cottura rende maggiormente disponibili alcune componenti dell'alimento (48). Ad esempio, nei broccoli, i glucosinolati (le sostanze antitumorali che caratterizzano questa famiglia) aumentano del 30% durante la cottura a vapore. Mentre il beta-carotene delle carote si preserva meglio con la bollitura che con la cottura a vapore.

In sintesi

La cucina è un laboratorio alchemico in cui si possono produrre i peggiori veleni o le migliori medicine per il nostro organismo. Imparare a comporre piatti semplici, basati prevalentemente su alimenti vegetali, rivalutare i legumi, i semi oleosi e le piante aromatiche è un passaggio determinante per arrivare a mettere in tavola pasti che rinforzino il sistema immunitario di grandi e piccini.

RICETTE

AVVERTENZE

Il sale è sempre marino integrale.
Gli ingredienti sono tutti biologici.
L'olio è sempre spremuto a freddo.
Le ricette contenenti alcolici sono sconsigliate per i bambini

LE COLAZIONI

Dosi per una persona

TUTTE LE VARIANTI DI "PANE BURRO E MARMELLATA"

Tradizionale

1 fetta di pane integrale a lievitazione naturale a piacere (anche di farro o kamut), 10 g di burro di malga biologico, 1 cucchiaio di marmellata biologica di arance senza zucchero aggiunto

Variante uno

1 fetta di pane integrale a lievitazione naturale a piacere (anche di farro o kamut), 1 cucchiaino di crema di mandorle, 1 cucchiaio di marmellata di frutti di bosco (100% frutta)

Variante due

1 fetta di pane integrale a lievitazione naturale a piacere (anche di farro o kamut), 40 g di ricotta fresca di capra, 1 cucchiaino di miele di acacia

Variante tre

1 fetta di pane integrale a lievitazione naturale a piacere (anche di farro o kamut), 40 g di ricotta fresca vaccina, 1 cucchiaino di miele di castagno

Variante quattro

1 fetta di pane integrale a lievitazione naturale a piacere (anche di farro o kamut), 1 cucchiaio di crema di sesamo bio mescolata con poco succo di limone, 1 cucchiaino di zucchero concentrato di mele (gustoso dolcificante naturale bio, con consistenza simile a quella del miele)

TUTTE LE VARIANTI DI “PANE E LATTE”

Tradizionale

200 g di latte crudo biologico intiepidito, 50 g di pane integrale a lievitazione naturale

Variante uno

200 g di latte di soia naturale, 1 cucchiaino di miele di castagno, 50 g di pane integrale a lievitazione naturale

Variante due

200 g di latte di soia, 1 cucchiaino di miele, 40 g di muesli base (vedi ricetta)

Variante tre

150 g di latte di mandorle, 50 g di caffè d’orzo, 1 fetta di pane integrale con marmellata (arance o frutti di bosco)

LE COLAZIONI CON LO YOGURT *

Yogurt fatto in casa

latte biologico di mucca, capra o soia; fermenti per yogurt oppure yogurt naturale di ottima qualità

Mettere il latte in un pentolino e scaldarlo ad una temperatura non superiore ai 40°C; aggiungere poi la bustina di fermenti o il vasetto di yogurt acquistato. Mettere il latte così preparato in un barattolo oppure in piccoli vasetti, l'importante è lasciarlo riposare per 6-8 ore in ambiente caldo intorno ai 42°C circa. Se la temperatura è inferiore servirà più tempo ed il risultato non sempre è garantito, se invece è superiore i fermenti muoiono. Per ottenere questa temperatura si può utilizzare una yogurtiera oppure usare una coperta; in inverno il latte può essere messo a fermentare vicino ad un calorifero o ad una stufa.
La fermentazione porta alla coagulazione dopo 3-6 ore. A nostro piacere possiamo interrompere la fermentazione, e quindi l'acidificazione dello yogurt, riponendolo in frigorifero quando avrà raggiunto un sapore ed una consistenza adeguati al nostro gusto. I tempi, se non si usa la yogurtiera, dipenderanno anche dalla stagione. Lo yogurt va conservato in frigorifero e consumato entro pochi giorni, al massimo entro una settimana.

Ricetta per la colazione estiva

200 g di yogurt magro naturale, 100 g di frutta matura (albicocche, pesche, melone ecc.), 1 cucchiaio di succo concentrato di mela o 1 cucchiaino di miele, 1 cucchiaio di germogli o muesli estivo (vedi ricetta), qualche chicco di uvetta, fettine di buccia di limone non trattato

* Lo yogurt vaccino può essere sostituito, a piacere o al bisogno, con yogurt di capra o soia.

Ricetta per la colazione invernale

200 g di yogurt intero, 40 g di muesli invernale (vedi ricetta), 1 cucchiaio di miele o di sciroppo d'acero, una mela piccola o una pera o un caco

Crema Budwig (ricetta base)

1 cucchiaio di mandorle o noci o nocciole o semi di zucca, 1 cucchiaio di cereale (miglio, avena, riso integrale o grano saraceno), 1 cucchiaio e ½ di semi di lino, ½ banana schiacciata (o 1 cucchiaino di miele), 100 g di frutta (mela, pera o altra frutta di stagione), 2-4 cucchiai di yogurt magro o latte di soia, il succo di ½ limone (o ½ limone con la buccia)

Macinare con un macinacaffè a lama piccola i semi di lino, il cereale ed i semi oleosi (quelli di dimensioni maggiori, come mandorle, nocciole, noci possono essere lasciati interi per rendere croccante la colazione) fino ad ottenere una farina. Aggiungere poi lo yogurt, il succo di limone (o il mezzo limone non spremuto), la frutta e la banana (od il miele) e frullare nuovamente se si vuole ottenere una colazione cremosa.

MUESLI *

Muesli estivo

Proporzioni a piacere di:

*fiocchi** di riso integrale, fiocchi di farro, mandorle, albicocche essiccate sminuzzate, ananas essiccato sminuzzato*

Muesli invernale

Proporzioni a piacere di:

fiocchi di avena, fiocchi di grano saraceno, noci e/o nocciole, fichi secchi sminuzzati, uvetta sultanina

* Il muesli può anche essere acquistato già pronto, in questo caso è molto importante orientare la scelta verso un prodotto biologico che non contenga tra gli ingredienti zucchero e margarine, grassi o oli vegetali, sale.

** Per fiocchi si intende il cereale intero schiacciato e non il chicco soffiato, che risulta molto meno adeguato dal punto di vista nutrizionale. I fiocchi che si acquistano in commercio sono precotti in corrente di vapore, e quindi la scelta migliore è quella di autoprodurre i fiocchi di cereali, in caso con l'aiuto di una fioccatrice.

LE MERENDE

IL CASTAGNACCIO

300 g di farina di castagne, 500 g di latte vegetale o d'acqua, 25 g di pinoli (facoltativi), 30 g di uvetta (facoltativa), 1 cucchiaio di olio extravergine di oliva, 1 rametto di rosmarino, 1 pizzico di sale

Mentre si preriscalda il forno a 180°C, mettere la farina di castagne in una terrina, aggiungere il sale e versare lentamente l'acqua (o latte di avena, riso ecc.) rimestando con l'aiuto di una frusta per evitare la formazione di grumi. Aggiungere i pinoli e l'uvetta, meglio se precedentemente infarinata. Mescolare bene. Versare in una teglia antiaderente o ricoperta di carta da forno, cospargere il liquido con il cucchiaio di olio e con le foglie di rosmarino. Mettere nel forno caldo per 40 minuti circa, finché sulla superficie non si saranno formate delle fessurazioni.

DOLCE CRUDO DI FICHI SECCHI

Adatto d'inverno e per gli sportivi

500 g di fichi secchi, 20 g di mandorle, semi di finocchio, qualche foglia di alloro, 3-4 cucchiai di miele, 1 cucchiaio di acqua di rose (facoltativa)

Distribuire sul fondo di uno stampo i fichi secchi tagliati orizzontalmente a metà. Alternare ogni strato con qualche seme di finocchio e con 4-5 mandorle a lamelle. Ogni tanto infilare anche una foglia di alloro spezzettata. L'ultimo strato deve essere di fichi. Coprire con un foglio di carta da forno tagliata su misura e mettere un peso sopra tutto. Lasciare il dolce in un posto fresco per qualche giorno, quindi eliminare la carta. Fare sciogliere il miele a bagnomaria e unirvi, se piace, 1 cucchiaino di acqua di rose. Mescolare e spennellare il dolce con questo composto. Gustare il dolce tagliato a pezzetti, con una buona tazza di tè verde ben caldo (si tratta infatti di un dessert adatto ai mesi invernali).

STRUDEL DI MELE

Preparare innanzitutto la pasta brisée, adatta per torte dolci e salate. Fornisco qui due ricette:

Ricetta classica

300 g di farina, 150 g di burro, acqua fredda da frigorifero q.b., sale

Disporre la farina a fontana sul piano di lavoro, incorporare il burro tenuto a temperatura ambiente e lavorare con una forchetta; aggiungere gli ingredienti restanti ed incorporare con la forchetta rapidamente. Solo se necessario impastare alla fine rapidamente con le mani senza surriscaldare l'impasto. Conservare in frigo per circa mezz'ora o congelare.

Variante

300 g di farina, ½ bicchiere di olio extravergine di oliva, sale, acqua fredda o succo di mela (per dolci) q.b.

Leggermente meno friabile ma ugualmente ben lavorabile ed appetitoso il risultato di questo impasto. È indicato per gli intolleranti ai latticini, oppure d'estate e nei dolci in cui si necessita di una sfoglia sottile tipo strudel. Procedimento: come il precedente.

Passare quindi alla preparazione del ripieno, che richiede:

1,2 kg di mele e/o pere, 50 g di uvetta o a piacere di fichi secchi o albicocche, 50 g di pinoli o a piacere di noci o mandorle, buccia di limone e arancia, cannella, chiodi di garofano, 150 g di biscotti secchi o fette biscottate (solo nel caso che le mele siano molto acquose)

Lavare l'uvetta, sbucciare le mele e tagliarle a fettine sottili. Versare tutti gli ingredienti in una terrina, mescolare bene e lasciare a macerare o cuocere brevemente.

Concludere la preparazione dello strudel stendendo la pasta con il mattarello in una sfoglia sottile. Se è necessario cospargere due terzi della sfoglia con biscotti sbriciolati prima di versarvi il ripieno, da distribuire uniformemente, lasciando un certo spazio ai margini per sigillare la pasta. Arrotolare e infornare a 220°C, per circa 40 minuti. Spennellare a metà cottura la sfoglia con malto d'orzo diluito con succo di mela.

DESSERT DI MANDORLE

250 g di mandorle pelate e macinate finemente al momento, 500 ml circa di succo di mela, 4 cucchiai di malto di riso, ½ cucchiaino di vaniglia in polvere, 2 cucchiai di brandy (facoltativo), 1 pizzico di sale

Mettere le mandorle nel frullatore insieme alla vaniglia e, piano piano, versare metà del succo di mela. Aggiungere il malto di riso, il sale ed il restante succo di mela. Lasciar frullare per 10/15 minuti. Si serve preferibilmente freddo dentro delle coppette sul cui fondo si sarà messa della frutta fresca a piacere e/o biscotti leggeri senza latte né uova. È ottima anche l'aggiunta di una spolverata di mandorle tostate e tritate sulla superficie.

VERDURE IN PINZIMONIO

verdure varie (carote, finocchi, sedano ecc.), olio, aceto o limone, sale, lievito di birra in scaglie, acqua

Mettere il lievito di birra in un bicchiere, aggiungere acqua e mescolare fino a formare una crema, aggiungere l'olio, il sale e l'aceto (o limone) ed emulsionare. Servire con le verdure tagliate a bastoncino.

Il pinzimonio è adatto anche a far divertire i bambini.

PREPARAZIONI DI BASE: utili per realizzare sughi e risotti

"SOFFRITTO" ALL'ACQUA

1 cipolla o 2 spicchi d'aglio, sale

Tritare finemente la cipolla (o l'aglio), disporla in una padella antiaderente o di acciaio con il sale e con 1 cucchiaio d'acqua (oppure con altrettanta acqua di cottura della pasta). Mettere a cuocere a fuoco medio, mescolando di tanto in tanto e facendo attenzione che la cipolla non imbrunisca o non secchi. Usare a questo punto come base per risotti e sughi.

"SOFFRITTO" SEMPLICE DI CIPOLLA

1 cipolla, sale, olio extravergine di oliva

Tritare finemente la cipolla, disporla in una padella antiaderente o di acciaio, mescolarla con l'olio, il sale e coprire. Mettere a cuocere a fuoco lentissimo, mescolando di tanto in tanto e facendo attenzione che l'olio non soffrigga; comunque, grazie all'acqua che fuoriesce dalle cipolle il pericolo è limitato. Se la pentola risultasse troppo sottile o il fuoco troppo alto, aggiungere un cucchiaio d'acqua del rubinetto o di acqua di cottura della pasta.

"SOFFRITTO" AL VINO BIANCO

1 cipolla e/o aglio, 2 cucchiai di olio extravergine di oliva, 2 cucchiai di vino bianco, sale

Tritare finemente l'aglio e la cipolla (che può essere anche affettata) o uno dei due, metterli in una padella e mescolarli a freddo con l'olio, il vino bianco ed il sale. Coprire e lasciar cuocere il "soffritto" coperto finché la cipolla non si sarà ammorbidita, mescolando di tanto in tanto. A questo punto scoprire e far evaporare, sempre mescolando, se ci dovesse essere del liquido in eccesso. Si può utilizzare come base per sughi e risotti.

"SOFFRITTO" SAPORITO

Per 4 persone

1 cipolla, 1 carota, 2 coste di sedano, 2-3 foglie di cavolo cappuccio o 2 zucchine (a seconda della stagione), timo, maggiorana, origano, 2 bacche di ginepro, alloro, sale, 3 cucchiai di shoyu (facoltativo), ½ bicchiere di vino bianco, olio d'oliva extravergine

Tritare finemente le verdure; mettere in una padella un cucchiaio d'acqua e uno di olio ed iniziare la cottura dalla cipolla a fuoco allegro. Quando la cipolla diventa trasparente aggiungere il vino e far evaporare. Unire quindi la carota, il sedano, mescolare per qualche minuto ed aggiungere il cavolo cappuccio o la zucchina, il ginepro e l'alloro, coprire e lasciar cucinare per un quarto d'ora circa. Aggiungere a questo punto le altre erbe aromatiche e continuare la cottura per 5-10 minuti. A fuoco spento insaporire con sale, olio e shoyu (se vi va).

MAIONESE DI SOIA

Ottima per realizzare un'insalata russa

½ bicchiere di latte di soia, 500 ml di olio d'oliva extravergine o girasole spremuto a freddo, limone, aceto di mele, sale

Con un frullatore a immersione miscelare il latte con l'olio versato a filo fino ad ottenere una crema densa. Al termine aggiungere il succo di limone, l'aceto e il sale, mescolando delicatamente.

CREMA SPALMABILE

1 panetto di tofu, sale, olio d'oliva extravergine o girasole spremuto a freddo, latte di soia o acqua (facoltativi)

Cuocere il tofu in acqua bollente per cinque minuti, farlo raffreddare, frullarlo con l'olio e il sale e continuare per 5-10 minuti. Se necessario aggiungere un po' di acqua o di latte di soia. Questa crema può essere conservata in frigorifero per alcuni giorni. È ottima spalmata sul pane o come condimento per le verdure scottate. È anche una base validissima per la realizzazione di alcune varianti, che si ottengono mescolando alla crema di base vari ingredienti. Eccole:

Salsa "tonnata"

shoyu, aceto di mele, 1 cucchiaino di senape, 1 cucchiaio di capperi

Variante alle olive

2 cucchiai di olive nere e/o verdi, origano

Variante alle erbe

2 cucchiai di erbe aromatiche fresche tritate (menta, melissa, basilico, origano, maggiorana, dragoncello...)

POLPETTE E POLPETTONI

Realizzate con cereali, legumi, verdura ed erbe aromatiche, queste preparazioni sono semplici, sane e non portano via troppo tempo. Vediamo alcune possibilità:

POLPETTINE DI QUINOA

250 g di quinoa ben lavata, 2 zucchine medie, 2 carote medie, 2 cipolle, curry, cumino in polvere, sale, chiara d'uovo, mollica di pane (facoltativa), pane grattugiato

Grattugiare le verdure e farle saltare in padella per alcuni minuti per far asciugare bene l'acqua contenuta nelle verdure. Condire con sale e cumino. Lavare per bene la quinoa e cuocerla con acqua e curry. Scolare bene e far raffreddare anche una notte in frigo. Il giorno dopo mischiare le verdure saltate con la quinoa; se l'impasto risulta troppo morbido asciugarlo con mollica di pane e legarlo con un albume.
Formare delle palline grandi come noci con le mani bagnate – così è più semplice – e passarle nel pane grattugiato. Friggere in olio abbondante e caldo; infatti, se la temperatura dell'olio è troppo bassa le polpette rischiano di sfaldarsi.

Eliminando il pane, questo può diventare anche un piatto per celiaci, visto che la quinoa non contiene glutine.

POLPETTE DI LENTICCHIE

200 g di lenticchie bollite, 200 g di carote al vapore, 150 g di noci tritate, 1 cipolla tritata finemente, erbe aromatiche o spezie, pangrattato (facoltativo)

Tritare finemente la cipolla e soffriggerla (vedi ricetta Soffritto con olio). Sminuzzare le noci. Frullare le lenticchie con le carote, aggiungere il "soffritto" di cipolla, le erbe aromatiche e le noci tritate, mescolare bene ed aggiungere se necessario del pangrattato per asciugare l'impasto. Preparare le crocchette, passarle nel pangrattato e cuocerle in forno preriscaldato a 180°C finché non si forma la crosticina.

CROCCHETTE DI MIGLIO E RICOTTA

200 g di miglio, 200 g di ricotta, un pizzico di sale o del tamari, 1 uovo (facoltativo), 2 zucchine medie, pane grattugiato, aglio, basilico o altre erbe aromatiche a piacere

Lavare il miglio e metterlo a lessare in mezzo litro d'acqua leggermente salata, a fuoco lento, per circa 20 minuti (ovvero finché tutta l'acqua non è stata assorbita e il miglio non risulta un po' stracotto).
Lasciar raffreddare il miglio per poi impastarlo con la ricotta, il pangrattato, le zucchine precedentemente cotte a vapore e schiacciate, il sale, l'aglio, le erbe aromatiche e l'uovo (facoltativo). Formare delle crocchette, che possono essere cotte in forno a 180°C od in una padella antiaderente, finché non si forma la crosticina. Prima di servire mettere un filo d'olio ed eventualmente cospargere con delle altre erbe aromatiche tritate.

"ARROSTO" DI CECI

200 g di ceci, 200 g di mandorle tritate, 1 cipolla grossa, 2 cucchiai di tahin (crema di sesamo), 1 rametto di rosmarino, aglio, prezzemolo

Mettere in ammollo i ceci per una notte, cambiando l'acqua almeno 3 volte. Il giorno dopo cuocerli in acqua fresca con il rametto di rosmarino per un paio d'ore, oppure per 1 ora in pentola a pressione. Scolare bene i ceci e frullarli insieme al tahin fino ad ottenere una purea densa. Aggiungere la cipolla ed il prezzemolo tritati finemente, l'aglio schiacciato. Mescolare, mettere in uno stampo foderato con carta da forno e cuocere in forno a 180° per 50 minuti. Sfornare, lasciar riposare per 10 minuti e servire a fette.

"ARROSTO" AL CAVOLFIORE

250 g di lenticchie lessate (conservate l'acqua di cottura), 400 g di cimette di cavolfiore, 250 g di pangrattato di pane di pasta madre, 1 uovo (facoltativo), 2 cucchiaini di aneto, 1 cucchiaino di semi di finocchio, 3 cucchiai di olio extravergine di oliva, sale e pepe

Cucinare le lenticchie in una quantità doppia di acqua. Lavare il cavolfiore, cucinarlo a vapore per 15 minuti circa e lasciarlo intiepidire. Accendere il forno a 250°C. Intanto mettere nel vaso del robot le lenticchie, 2 cucchiai di olio, l'aneto, i semi di finocchio pestati, il pangrattato, l'eventuale uovo, sale e pepe. Misurare 300 ml di acqua di cottura delle lenticchie (integrarla se non bastasse) e versarli nel vaso del robot. Unire il cavolfiore e frullare. Ungere con l'olio rimasto una teglia rettangolare lunga e stretta. Versarvi il composto con le lenticchie e livellarlo bene. Passarlo in forno caldo per 20-25 minuti. Sformarlo e servirlo, se lo si desidera, con una salsa verde a base di prezzemolo, aglio e capperi macinati finemente.

"Fette" di lenticchie

500 g di lenticchie rosse, 1 cipolla bianca grande, prezzemolo od origano, 2 cucchiai di pangrattato (facoltativi), sale

Cuocere le lenticchie in un litro d'acqua per 20 minuti circa. Lasciarle raffreddare. Nel frattempo tritare finemente la cipolla ed il prezzemolo. Amalgamare le lenticchie fredde, che avranno assunto una consistenza cremosa, con la cipolla, il prezzemolo (o l'origano), il sale e, solo se necessario, poco pangrattato per addensare. Accendere il forno e farlo scaldare a 180°C, oliare e cospargere di pangrattato una teglia, versare il composto di lenticchie ed infornare; cuocere finché non si formerà una crosticina screpolata. Lasciar raffreddare, riporre il composto in frigorifero per alcune ore e servirlo freddo, affettato, accompagnato da verdure cotte, salse, riso integrale lessato od altro a piacere.

INSALATE DI CEREALI

INSALATA DI FARRO E CECI

150 g circa a persona di farro cotto decorticato o integrale, 150 g circa a persona di ceci cotti, olive nere snocciolate tipo taggiasche, ½ limone biologico con buccia grossa, 1 scalogno, menta, sale, olio extravergine di oliva

Affettare lo scalogno, tritare la menta, affettare sottilmente il limone ed unire tutti gli ingredienti in un'insalatiera. Salare quanto basta e condire con olio extravergine di oliva.

INSALATA FREDDA DI CANNELLINI E RISO

200 g di riso integrale (anche basmati), 300 g di fagioli cannellini già cotti, 2 scalogni o equivalente cipolla fresca, 2 carote, maggiorana (in mancanza: prezzemolo, menta ecc.), 4 cucchiai di olio extravergine di oliva, sale e pepe

Sciacquare il riso sotto l'acqua corrente e metterlo in 400 ml di acqua fredda. Se possibile lasciarlo in ammollo 1 o 2 ore. Cuocerlo per 40 minuti circa a partire dal bollore senza mai mescolare, aggiungendo due pizzichi di sale. Far raffreddare in un piatto ampio. Nel frattempo lavare gli scalogni e le carote e tagliarli a fettine sottili. Tritare la maggiorana. Condire il riso con i fagioli in una terrina capiente, unendo gli scalogni e le carote, la maggiorana tritata, il sale, l'olio ed il pepe. Tenete questa insalata di riso in frigorifero fino al momento di servire (almeno un'ora).

PRIMI PIATTI

MINESTRA DI GRANO SARACENO, ZUCCA, PORRI E CECI

Per 4 persone

200 g di grano saraceno, 250 g di ceci cotti, 1 pezzo di zucca, 2 porri, timo, sale, olio extravergine di oliva

Tagliare la zucca a dadini ed i porri a rondelle sottili, disporli in una padella con poco olio, timo e poca acqua. Farli insaporire e appassire senza farli soffriggere. Aggiungere abbondante acqua e cucinare per 10-15 minuti a partire dal bollore. Unire il grano saraceno ed i ceci, cucinare ancora per 20 minuti circa, aggiungendo acqua bollente se necessario; alla fine aggiustare di sale.

MINESTRA DA 10 MINUTI

Per una persona

200 g di una o più verdure (porro, finocchio, carota, zucca, cappuccio, bieta, scarola...), 4 cucchiai a scelta tra quinoa, miglio, grano saraceno, riso semilavorato; 3 cucchiai di lenticchie rosse decorticate, erbe aromatiche a scelta (alloro, timo, maggiorana...), sale, 1 cucchiaino di olio extravergine di oliva a crudo

La preparazione è di una semplicità disarmante, che toglie la possibilità di trovare scuse per non farla!
Affettare sottilmente le verdure, metterle nella pentola, aggiungere 500 ml di acqua, il cereale (dopo averlo sciacquato sotto l'acqua corrente), le lenticchie e le erbe aromatiche. Al bollore, abbassare la fiamma e lasciar cuocere per 20 minuti. A fuoco spento condire con un cucchiaio di olio extravergine di oliva spremuto a freddo.

MINESTRA DI CARDI E FAGIOLI

800 g di cardi, 180 g di borlotti, 1 spicchio di aglio, dado vegetale senza glutammati, 2 cucchiai di olio extravergine di oliva, 180 g di ditalini al farro, sale e peperoncino, 1 rametto di rosmarino

Ammollare i fagioli per una notte, sciacquarli e farli cuocere per un'ora abbondante. A parte, fare cuocere per 45 minuti circa i cardi mondati e lavati. Tagliarli a pezzi e mescolarli ai fagioli. Proseguire la cottura per 20-25 minuti, unendo se necessario l'acqua di cottura dei cardi.
Aggiungere la pasta e il dado, e a fine cottura l'aglio e il rosmarino tritati. Condire con olio e peperoncino, regolare di sale e servire.

LENTICCHIE E GRANO

2 peperoni rossi grandi, 300 g di fagiolini, 250 g di lenticchie di montagna, 150 g di grano o farro integrale, 80 g di olive nere snocciolate, 1 spicchio di aglio, 1 cucchiaino di finocchietto tritato (o ½ di semi di finocchio pestati), 4 cucchiai di olio extravergine di oliva, sale e pepe

Dopo aver ammollato le lenticchie per almeno un'ora scolarle, sciacquarle e metterle nella pentola appena coperte da un dito di acqua fredda. A parte cuocere il grano o il farro nell'acqua in cui sono stati ammollati per qualche ora, meglio per una notte.
Spuntare i fagiolini, lavarli e lessarli per 5-6 minuti. Mondare e lavare i peperoni, quindi tagliarli a bastoncini e metterli in una padella con l'olio, un cucchiaio di acqua, l'aglio tritato, il finocchietto, le olive e i fagiolini scolati. Far cuocere le verdure a fiamma media per 15 minuti, rimestandole spesso. Alla fine aggiungere le lenticchie e il grano (che devono aver assorbito il liquido); altrimenti, lasciarli riposare a pentola scoperta per qualche minuto), rimestare bene e fare insaporire brevemente. Regolare di sale, pepare e servire subito, oppure lasciar raffreddare e servire come piatto freddo.

FARROTTO CON FINOCCHI, SEDANO E CAROTA

Con tutti i cereali si possono preparare, come tradizionalmente si fa con il riso, dei piatti asciutti con suffisso -otto!

350 g di farro decorticato; un misto di carota, finocchio e sedano (o altre verdure a piacere); maggiorana fresca o menta (o altre erbe aromatiche); 4 cucchiai di mandorle tritate (che sostituiscono il formaggio)

Sciacquare il farro sotto l'acqua corrente, lasciarlo in ammollo con 700 ml d'acqua per almeno un'ora e poi metterlo in una pentola con le verdure tagliate a cubetti ed il sale. Mettere il coperchio e lasciar cuocere a fuoco lento, dopo l'ebollizione, per circa 40 minuti. Se necessario aggiungere ancora poca acqua. A cottura ultimata unire l'erba aromatica tritata e le mandorle, olio extravergine e mescolare. A piacere si può condire anche con salsa di soia.

PASTA CON GERMOGLI DI SILENE (CARLETTI) E MANDORLE

un mazzetto di carletti, 1 cipolla bianca, mandorle, 240 g di pasta corta integrale di farro, olio extravergine di oliva, sale

Mondare e lavare i carletti separando i singoli ciuffetti, affettare grossolanamente la cipolla e farla appassire con olio e sale a fuoco lento, aggiungere i carletti e continuare la cottura.
Cuocere la pasta, scolarla tenendo a parte un po' d'acqua di cottura, unire il sugo, tritare le mandorle ed aggiungerle. Se necessario ammorbidire con un po' d'acqua di cottura della pasta e/o olio.

PREPARAZIONI SPECIALI

COME FARE I GERMOGLI

I germogli sono ottimi integratori naturali di vitamine e minerali. Per farli in casa si può usare ogni tipo di semi integrali, cereali, legumi e vegetali in genere (erba medica, crescione, senape....). I semi migliori per questo uso sono quelli selezionati appositamente, ma dato che sono costosi si può benissimo ricorrere a quelli comuni, con cui però la resa sarà inevitabilmente più bassa. Il lato positivo è che costano poco.

Per ottenere i germogli si può usare una germogliatrice, un semplice apparecchio composto da vari recipienti forati sovrapposti, e in questo caso è sufficiente leggere le istruzioni contenute nella confezione, oppure si può andare all'antica, secondo le seguenti modalità.

Mettere i semi in un colino e sciacquarli a lungo in acqua corrente, possibilmente tiepida), per eliminare la polvere ed altre eventuali impurità. Quindi disporli sul fondo di un vaso di vetro o comunque di un recipiente grande a sufficienza per permettere all'aria di circolare ed ai semi di triplicare o quadruplicare (o anche più) il volume. A questo punto si riempie il recipiente con 4-5 dita di acqua, e lo si chiude con un pezzo di telo bianco a trama larga (o con una garza) e lo si ferma con un elastico. Mettere il vaso in un posto buio (magari nella credenza), dove comunque ci sia una temperatura media tra i 15 e i 25 °C), e tenercelo per 6-12 ore.

Il tempo di ammollo dei semi varia con le dimensioni dei semi: più sono grossi più tempo ci devono stare. Infatti bastano 6 ore per: frumento, erba medica, fieno greco e altri semi di dimensioni paragonabili, mentre ce ne vorranno 10-12 per fagioli, soia ecc. A temperature più elevate i semi germogliano prima e si sviluppano velocemente (quelli che non germoglieranno, invece, marciranno più in fretta). Per il grano saraceno e la soia è meglio un ambiente caldo, mentre per l'erba medica e altri semi vale l'opposto.

Trascorso il periodo di ammollo, far scolare l'acqua del vaso attraverso il telo, e subito dopo sciacquare i semi con acqua possibilmente tiepida. Scolare di nuovo i semi evitando di asciugarli. Queste operazioni e le seguenti vanno eseguite senza togliere la copertura del recipiente.

Nei primi 2-3 giorni occorre sciacquare i semi almeno due volte al giorno, alla mattina e alla sera; poi è sufficiente una sola volta tranne che per la soia e i ceci, che richiedono tre o più risciacqui ogni giorno. Dopo ogni risciacquo bisogna rimettere il vaso al buio. Continuare con i risciacqui per 3-5 giorni, finché i germogli non saranno lunghi 3-4 cm. A questo punto sono pronti per essere consumati.

I germogli freschi contengono un grande assortimento di vitamine e minerali. Se però li si vuole arricchire della clorofilla, preziosa sostanza dall'azione disintossicante, occorre esporre il recipiente alla luce del giorno per 7-8 ore (se la luce è indiretta, altrimenti meno). Bisogna comunque sapere che questo, però, priverà i germogli di una piccola parte di minerali e vitamine, che verranno usati dalle piantine per produrre la clorofilla.

Suggerimenti per l'impiego dei germogli

L'ideale è usarli crudi, nelle proporzioni di uno o due cucchiai da tavola al giorno, mescolati alle verdure. Ecco qualche esempio di utilizzo.

Insalata: uniteli a verdure crude di stagione, o preparate una mescolanza di germogli diversi.

Salsa di soia: mescolati con la salsa di soia, condiscono ottimamente il tofu, i cereali e i legumi.

Tramezzini: ideali soprattutto per dare un tono diverso a ripieni cremosi.

Zuppe e minestre: unire a fine cottura.

Misti di verdure cotte saltate nel wok: anche in questo caso unire a fine cottura.

Marinati: provate con agro di umeboshi; olio e limone; olio e aceto di mele.

Cereali: dopo la cottura, condirli con una salsa preparata con germogli frullati con poca acqua.

LA GIARDINIERA DI VERDURE[1]

Un ottimo e gustoso integratore naturale di fermenti lattici ed enzimi digestivi.

verdure miste a piacere tra: carote, cavolfiore, coste e foglie di sedano, pomodori verdi, pomodori maturi, peperoncini, cipolle, aglio ecc.; sale, aromi a piacere: alloro, pepe, ginepro ecc.

Lavare e tagliare le verdure come in uso nelle giardiniere e riporle in barattoli di vetro, aggiungendo a piacere aglio e aromi (alloro, pepe bianco ecc.). L'aglio e gli aromi, oltre ad insaporire, aiutano la fermentazione lattica, evitando la formazione di muffe e batteri indesiderati che andrebbero a rovinare il prodotto finale.
Sciogliere 30 g circa di sale marino integrale per ogni litro d'acqua e portare ad ebollizione, lasciar raffreddare e versare sulle verdure fino a ricoprirle. Chiudere infine con un tappo in modo non ermetico. Lasciare riposare le verdure in un ambiente ad almeno 20°C per 10 giorni. A questo punto la giardiniera è pronta! Può essere conservata in frigorifero o in un ambiente a bassa temperatura.

Accorgimenti supplementari: per evitare l'eventuale sviluppo del botulino prima che l'ambiente diventi sufficientemente acido, basta avere l'accortezza di agitare il barattolo, capovolgendolo almeno una volta al giorno finché non parte la fermentazione; oppure, ancor meglio, rovesciare per tre o quattro volte il liquido in un contenitore e quindi rimetterlo nel barattolo, in modo da ossigenarlo. La quantità di sale può essere leggermente diminuita e si possono trovare ricette anche di fermentazioni senza sale. Attenzione, però, che il sale è indispensabile alla turgidità delle verdure, meno se ne utilizza più le verdure si ammorbidiranno in conseguenza dell'azione dell'acidità, come accade nella marinatura.

1. Ricetta tratta dal libro *Manuale dei cibi fermentati*, Terra Nuova Edizioni 2009.

I CRAUTI[2]

Ottimo integratore di fermenti lattici ed enzimi digestivi, i crauti sono una preparazione tipica delle regioni fredde dell'Europa, comprese alcune zone montane del Norditalia. La ricetta base viene eseguita con cavolo cappuccio invernale affettato sottilmente e sale. Da questa si può partire per realizzare una serie di varianti, aggiungendo carote grattugiate, rape, sedano, cipolle e tutte, ma proprio tutte le verdure.

*cavolo cappuccio autunnale, carote, sedano rapa, rapa rossa (facoltativi), sale marino integrale dall'1,5 al 3% *, bacche di ginepro, pepe bianco, semi di senape o cumino (a piacere), 1 giara per la fermentazione oppure 1 barattolo in vetro, 1 peso*

Affettare molto finemente il cappuccio e le eventuali altre verdure. Disporli a strati inframezzati dal sale ed eventualmente dalle spezie, pressando bene ogni strato per favorire la fuoriuscita del succo. Un altro metodo utilizzabile è di mescolare le verdure, il sale e le spezie in una bacinella sufficientemente grande, anche nel lavandino, e poi riempire la giara pressando bene ogni strato. Posizionare in cima il peso (ad esempio un piatto con sopra un sasso pesante, o il peso associato alla giara). Coprire e lasciare a temperatura ambiente (20-22°C circa) per 5-10 giorni. Controllare che le verdure abbiano prodotto liquido a sufficienza da esserne ricoperte, in caso contrario sciogliere 15-30 g di sale per ogni litro d'acqua (come nella proporzione scelta inizialmente), portare ad ebollizione, lasciar raffreddare e aggiungere la quantità necessaria per ricoprire le verdure.
A fermentazione iniziata, spostare i crauti in luogo fresco per non farli inacidire troppo. Se non si possiede una cantina si possono conservare i crauti fuori da un balcone esposto verso nord, oppure si possono trasferire i crauti in piccoli barattoli e conservarli in frigorifero. Si possono iniziare a mangiare dopo 4 settimane.

2. Ricetta tratta dal libro *Manuale dei cibi fermentati*, Terra Nuova Edizioni 2009.

* La percentuale di sale dipende dal gusto personale, ma anche dalla consistenza dei crauti che si desidera ottenere. Maggiore è la quantità di sale aggiunta e più croccanti rimarranno le verdure.

PANE A LIEVITAZIONE NATURALE[3]

Fare il pane esercita il corpo e lo spirito, richiede passione e applicazione ed è anche un ottimo esercizio fisico e creativo! Ci possiamo sbizzarrire in forme e sapori, dal dolce al salato al piccante, morbido o croccante, come l'estro ci suggerisce.
Partiamo dalla creazione del lievito.

Come fare la pasta madre

Il lievito naturale comprende, tra i lieviti, diverse specie di *Saccharomyces* (principalmente *exiguus* e *cerevisiae* ma anche *ellipsoideus*) e Candida, e, tra i batteri lattici, specie eterofermentanti ed omofermentanti del genere *Lactobacillus* (*brevis, sanfranciscensis, casei, plantarum, acidophilus* ecc.) e dei generi *Leuconostoc, Pediococcus* e *Weissella.*
La pasta madre tradizionalmente viene prodotta nei giorni intorno a San Giovanni (24 giugno). La motivazione, al di là della ritualità e della tradizione, è sicuramente legata alla temperatura. Infatti, un requisito fondamentale per la sua buona riuscita è quello di lasciare l'impasto ad una temperatura costante tra i 20 ed i 25 °C per qualche giorno.

farina (del tipo preferito)
acqua (meglio se non clorata)

Impastare vigorosamente per 15-20 minuti circa 200 g di farina con l'acqua, senza aggiungere sale. Lasciar riposare in un luogo a temperatura abbastanza stabile (20-25°C) lontano da correnti d'aria, per almeno 36 ore, avendo l'accortezza di tenere sempre uno straccio inumidito a protezione dell'impasto. Impastare nuovamente, aggiungendo circa 100 g di farina ed acqua, e lasciar riposare ancora per 36-48 ore. Se l'impasto non sarà ancora lievitato in modo soddisfacente occorrerà ripetere il secondo impasto ed aspettare un paio di giorni.
A questo punto il vostro fido lievito è pronto. Potete conservarlo in un angolo riparato della cucina, oppure in frigorifero, sempre coperto con uno strac-

3. Ricetta tratta dal libro *Manuale dei cibi fermentati*, Terra Nuova Edizioni 2009.

cio inumidito. Al bisogno, se dovete partire per una lunga vacanza, potete anche congelarlo... se decidete di partire senza pasta madre!
In alcune ricette viene suggerito di aggiungere come starter un pizzico di lievito di birra, a volte anche yogurt, oppure zucchero. In realtà tutti questi "aiuti" creano un ambiente artificiale, con lieviti (saccaromiceti) e batteri (L. acidophilus e S. bulgaricus) troppo selezionati rispetto alla spettacolare varietà di flora "selvaggia" che dall'ambiente colonizza il nostro impasto.

Panificazione

Per ottenere un pane di circa un chilo *

700 g di farina integrale, 120 g circa di pasta madre, 1 cucchiaino da caffè di sale marino integrale, un cucchiaio di miele o zucchero di canna (facoltativo)

Preparare la pasta madre rinfrescata la sera prima di panificare, se è in frigorifero bisognerà avere l'accortezza di tirarla fuori 2 giorni prima e rinfrescarla un paio di volte. Ricordarsi di trattenere sempre un pezzetto di madre per la successiva panificazione; se ce n'è poca sarà sufficiente diluire con acqua e farina quella che rimane appiccicata alle pareti del contenitore in cui è stata conservata.
Versare a fontana la farina integrale su un ripiano di legno ed aggiungere al centro il sale e 420-450 ml d'acqua (dipende dal tipo di cereali scelti) intiepidita. Amalgamare man mano, e quando l'impasto è formato aggiungere la pasta madre e impastare energicamente per 20 minuti. La consistenza dovrà essere morbida ed elastica, ma se si usa la farina di segale si ricordi che occorrerà un maggior quantitativo d'acqua, e l'impasto rimarrà più colloso. Se si vuole ottenere un pane più leggero bisogna miscelare 200 g di farina bianca e 500 di integrale.
Se ci si trova meglio, per impastare si può utilizzare una terrina grande, meglio se in legno o in alternativa in plastica. I materiali dei ripiani troppo freddi, come il vetro, la ceramica o il marmo, durante la lavorazione provocano un raffreddamento dell'impasto e quindi rallentano la formazione del

* Nelle forme di pane a lievitazione naturale con peso maggiore di un chilo rimane nel cuore della pagnotta una zona, chiamata "pulcino", in cui i fermenti rimangono vivi e, lasciando riposare, "maturare", il pane per una giornata, ricolonizzano l'impasto.

reticolo di glutine; il pane perciò potrebbe non lievitare a pieno.
Mettere a questo punto l'impasto a riposare per 8-12 ore, coperto da un panno umido e lontano da correnti d'aria. Il tempo di lievitazione dipenderà dalla temperatura dell'ambiente. Attenzione a non farlo lievitare troppo perché l'impasto, con il passare del tempo, inacidisce fino ad arrivare a diventare tutto pasta madre!
A questo punto reimpastare vigorosamente per qualche minuto ed aggiungere, nel caso lo si desideri, ingredienti dolci o salati (uvetta, fichi secchi, mandorle, olive, cipolle ecc.), dare la forma desiderata o mettere in uno stampo. È consigliato fare delle incisioni sulla superficie del pane per migliorarne la cottura. Infornare a forno caldo a 220°C per 20 minuti e poi a 180°C per altri 20 minuti. Assicurarsi che il pane sia cotto all'interno; a questo scopo lo si può forare con uno stuzzicadenti o tamburellarne il fondo; nell'ultimo caso si deve sentire un suono vibrante, di vuoto, non di pieno.

Come conservare il pane

Il pane a lievitazione naturale si conserva anche due settimane, soprattutto in climi asciutti.
Per favorire la conservazione avvolgerlo in un telo di lino, che aiuta a equilibrare l'umidità (io ne uso uno di lino e ginestra, prezioso regalo di amici calabresi). Durante l'estate a volte è utile riporre il pane in frigorifero, sempre avvolto nel suo panno di lino.

Come accudire la pasta madre

Avere la pasta madre è come avere un animale domestico. È viva! Le va dato da mangiare e da bere almeno una volta ogni tre o quattro giorni, ma c'è un vantaggio rispetto agli altri animali... Si può conservare in frigorifero e rinfrescare una volta alla settimana o addirittura congelare!
Il rinfresco consiste nell'aggiungere un po' di farina ed acqua, ed impastare. Poi si ripone il tutto in un luogo riparato. È meglio non utilizzare acqua clorata, oggetti in metallo o pellicole di plastica per la conservazione; la pasta madre ha bisogno di un ambiente accogliente, in materiali naturali come il legno ed il vetro per contenerla ed il lino od il cotone per coprirla lasciandola respirare.

PANE DEGLI ESSENI (RICETTA CRUDISTA)

500 g di chicchi di cereali integrali a piacere tra: grano, farro, segale, grano saraceno

Mettere in ammollo i cereali in acqua fresca, possibilmente non clorata, per almeno 12 ore. Sciacquarli e riporli in luogo fresco ed ombreggiato. Ripetere l'operazione di risciacquo due volte al giorno finché i chicchi non saranno germogliati (due giorni circa). Macinarli utilizzando un frullatore o un robot da cucina; se si desidera si possono tenere da parte alcuni chicchi interi.
Spesso è necessario aggiungere un po' d'acqua nel robot per ottimizzare il risultato ed ottenere una polentina non troppo liquida.
Come nella preparazione del pane, si possono aggiungere altri ingredienti come uvetta, mandorle o nocciole tritate; oppure olive, erbe aromatiche o altri ingredienti a piacere.
A questo punto, servendosi di un cucchiaio, si formano delle gallette dello spessore inferiore ad 1 cm e si espongono al sole per farle essiccare, avendo l'accortezza di girarle almeno 3 volte al giorno per consentire un'essiccazione omogenea. In inverno le gallette possono essere fatte seccare sulla stufa o su un termosifone.

TORTE SALATE

TORTA SALATA CON ORTICHE

Per la pasta briseé con olio:

300 g di farina, ½ bicchiere di olio extravergine d'oliva o di soia, sale

Per il ripieno:

1 kg abbondante di ortiche piccole o cime di ortica, 1 cipolla bianca grande, 700 g di ricotta, olio extravergine di oliva, sale

Preparare l'impasto come nella ricetta dello strudel. Mondare e lavare le ortiche e tagliarle grossolanamente; tagliare a fette la cipolla e farla appassire a fuoco basso, con poco olio e poco sale, senza farla soffriggere, aiutandosi con un coperchio (come da ricetta per il Soffritto con olio). Aggiungere le ortiche, mescolare bene, coprire e lasciar cuocere per una decina di minuti o il tempo necessario perché le ortiche appassiscano.
Lasciar raffreddare. Unire la ricotta, aggiustare di sale se necessario e stendere il ripieno sull'impasto, arrotolare, bucherellare e mettere in forno caldo (180° C circa) per 40 minuti circa.

TORTA SALATA DI ZUCCA, RADICCHIO E UOVA O RICOTTA

Per la pasta briseé con olio:

300 g di farina, ½ bicchiere di olio extravergine d'oliva o di soia spremuto a freddo, sale

Per il ripieno:

zucca cotta al forno, radicchio di Treviso meglio se tardivo, cipolla, ricotta o uovo, sale, olio extravergine di oliva

Preparare l'impasto come nella ricetta dello strudel. Far insaporire l'olio con la cipolla, senza soffriggere, aggiungere il radicchio e la zucca tagliata a pezzetti e lasciar cuocere, aggiustare di sale. Aggiungere la ricotta o le uova, stendere l'impasto, coprirlo con il ripieno e arrotolarlo come un strudel. Infornare a 180°C e cuocere finché non si forma una crosta dorata.

Altre idee per ripieni salati

1) Cavolo cappuccio e carote fatte cuocere brevemente su base di cipolla, maggiorana e olio non soffritti. Aggiungere poi ricotta o tofu.

2) Bieta fatta appassire su una base di cipolla, capperi, rosmarino e olio (non soffritto), cui si aggiunge tofu sbriciolato a piacere. Al posto del tofu è possibile aggiungere anche pangrattato grossolano (pane raffermo integrale sbriciolato o le briciole che avanzano dal taglio del pane integrale) da insaporire nella base con la cipolla. In questo modo avrete un contorno saporito e nutriente.

FOCACCIA CON CREMA DI FAGIOLI E BIETOLE

600 g di farina integrale di farro biologica, 1 cubetto di lievito di birra (meglio 120 g di pasta madre), 500 g di bietole, 300 g di fagioli freschi sgranati (o 100 g di secchi), 1 cipolla grossa, 4 cucchiai di semi di sesamo, un rametto di rosmarino, 4 cucchiai di olio extravergine di oliva, sale e peperoncino

Per preparare l'impasto con il lievito di birra occorre diluire il lievito in poca acqua tiepida e lasciarlo riprendere per 15 minuti circa, meglio aggiungendo un cucchiaino di zucchero integrale di canna. Mescolare poi il lievito alla farina. Salare e unire l'acqua tiepida sufficiente per avere un impasto morbido e quasi appiccicoso; il motivo è che, dato che durante la lievitazione la crusca assorbe una discreta quantità di acqua, si rischia di avere un impasto troppo compatto. Avvolgere la pasta in un telo e lasciarla lievitare al caldo per un paio di ore. Se invece avete deciso per la pasta madre seguite le indicazioni per la prima lievitazione del pane.

Far lessare i fagioli (preammollati se erano secchi) fino a completa cottura, in 30-40 minuti circa. Mondare le bietole, lavarle e farle cuocere per pochi minuti a vapore. Scolarle bene. Tritare finemente la cipolla con il rosmarino, e farla stufare in 2 cucchiai di olio e poca acqua (o vino bianco) finché non sarà ammorbidita. Frullare insieme i fagioli, scolati, e le bietole, per farli poi insaporire per qualche minuto sul fuoco con la cipolla. Regolare di sale e condire a piacere con il peperoncino. Scaldare il forno a 225°. Foderare di carta da forno una teglia e stendervi grossolanamente la pasta con le mani, lasciando i bordi più spessi. Spargere la crema sulla focaccia, spolverizzare con i semi di sesamo e infornare per 30 minuti circa. Servire la focaccia tiepida o calda, cospargendola con l'olio rimasto.

FOCACCIA DI CECI E GRANO

300 g di farina di ceci, 300 g di farina di grano, 2-3 cipolle, 2 cucchiai di olio extravergine di oliva, 1 rametto di rosmarino, sale e pepe

Radunare in un recipiente le due farine e salarle. Unire l'acqua fredda sufficiente per ottenere un composto fluido, simile alla pastella per le frittelle. Lasciar riposare l'impasto per 5-6 ore, coperto, infine unire l'olio e rimestare. Trasferire il composto in una teglia bassa e larga foderata con carta da forno.
Sbucciare le cipolle e affettarle sottili. Distribuirle sopra la focaccia. Unire il rosmarino sfogliato e pepare. Infornare a 180° per 30-40 minuti, finché la superficie non sarà dorata e l'interno asciutto. Servire la focaccia tiepida o fredda.

VERDURE E LEGUMI

RAGÙ DI LENTICCHIE

200 g di lenticchie, 1 cipolla, 1 carota, 1 costa di sedano, 2-3 foglie di cavolo cappuccio o 2 zucchine piccole (secondo la stagione), timo, maggiorana, origano, 2 bacche di ginepro, alloro, sale, 3 cucchiai di shoyu (facoltativo), ½ bicchiere di vino bianco, olio d'oliva extravergine, passata di pomodoro (facoltativa)

Lasciare in ammollo per 2 ore circa le lenticchie, cambiando l'acqua tre volte circa. Metterle a cuocere ricoprendole appena di acqua fresca. Tritare finemente le verdure e procedere come nella preparazione per il soffritto saporito. Aggiungere a questo punto le lenticchie e le altre erbe aromatiche, in caso la passata di pomodoro, e continuare la cottura per 5-10 minuti. A fuoco spento insaporire con sale, olio e se si vuole con shoyu. Con questo ragù si può condire pasta, cereali, verdure o accompagnare la polenta.

HUMMUS DI CECI

300 g di ceci cotti, 1-2 cucchiai di tahin (crema di sesamo) o qualche cucchiaio di olio extravergine di oliva, il succo di 1 limone, 1 spicchio d'aglio spremuto, sale o shoyu

Questa ricetta va personalizzata nella proporzione degli ingredienti secondo il gusto personale. Frullare i ceci scolati con l'olio (o il tahin), il succo di limone ed il sale. Solo alla fine aggiungere l'aglio e mescolare. Servire l'hummus spalmato sul pane o come accompagnamento di cuscus, bulgur, riso.... o quant'altro la fantasia vi suggerisca.

ZUCCHINE RIPIENE DI MIGLIO E TOFU

1 kg di zucchine medio-grosse, 200 g di miglio, 200 g di tofu, 2 scalogni grandi o una cipolla piccola, 40 g di olive, 4 cucchiai di basilico tritato o menta, 5 cucchiai di olio extravergine di oliva, sale

Lavare le zucchine, lasciandole intere, e cuocerle a vapore cercando di mantenerle sode. Lasciarle intiepidire. Nel frattempo far bollire il tofu in acqua per 5-10 minuti e lasciarlo intiepidire. Tritare gli scalogni o la cipolla e farli ammorbidire in una casseruola con 2 cucchiai di olio, 1 cucchiaio di acqua o di vino bianco e poco sale, unire il miglio, dopo averlo sciacquato sotto l'acqua corrente con l'aiuto di un colino e sgocciolato. Far insaporire brevemente, mescolando, quindi aggiungere 500 ml di acqua (o brodo vegetale preparato con verdure fresche). Abbassare la fiamma, coprire e lasciare che il miglio assorba quasi tutto il liquido, 10 minuti circa prima di spegnere il gas. Aggiustare di sale.
Tagliare nel frattempo le zucchine nel senso della lunghezza e svuotarle dei semi servendosi di un cucchiaio. Frullare il tofu con parte dell'interno delle zucchine e le olive. Aggiustare di sale se necessario ed aggiungere il basilico tritato. Unire il miglio e, se l'impasto risultasse troppo morbido, aggiungere poco pangrattato. A questo punto disporre le zucchine su un piatto, cospargerle con poco sale e farcirle. Possono essere servite fredde, soprattutto d'estate, oppure sistemate in una teglia ed infornate a forno caldo a 180°C per una mezz'ora, finché non si forma la crosticina.

FRIGITELLI RIPIENI DI QUINOA

8 frigitelli (peperoni verdi lunghi), 150 g di quinoa, 150 g di tofu o di fagioli cannellini cotti, 1 cucchiaio di capperi, basilico, vino bianco (facoltativo), sale, olio extravergine di oliva, poco pangrattato (facoltativo)

Far bollire la quinoa in 300 ml d'acqua con poco sale. Frullare il tofu, dopo averlo bollito per 5 minuti, o i fagioli cannellini con sale ed olio. Mescolarli con la quinoa, i capperi ed il basilico tritato. Se necessario aggiungere un po' di pangrattato per asciugare il ripieno.
"Decapitare" i frigitelli e riempirli con il composto ottenuto. Scaldare nel frattempo il forno a 180°C, disporre i frigitelli in una teglia ricoperta con carta da forno e mettere in forno caldo per circa 30 minuti fino a cottura ultimata. Se è il caso girarli dopo 15 minuti per ottenere una cottura omogenea. Servire con un filo di olio.

INVOLTINI DI VERZA

200 di riso integrale, 100 g di tofu o tempeh, 1 spicchio d'aglio, ½ cipolla, 4 cucchiai di olio extravergine di oliva, rosmarino, qualche foglia di verza, ½ bicchiere di vino bianco, sale, peperoncini, lievito alimentare in scaglie (facoltativo), salsa di soia (facoltativo)

Sciacquare il riso sotto l'acqua corrente e metterlo in 400 ml di acqua fredda. Se possibile lasciarlo in ammollo 1 o 2 ore. Cucinarlo per 40 minuti circa a partire dal bollore senza mai mescolare, aggiungendo due pizzichi di sale. Tritare l'aglio, la cipolla, i peperoncini ed il rosmarino e farli insaporire senza soffriggere, aiutandosi con un po' di vino bianco e sale. Schiacciare il tofu (o tritare il tempeh), mescolare il tutto aggiungendo se necessario del lievito alimentare per amalgamare bene. Sbollentare nel frattempo le foglie di verza in acqua salata e metterle a raffreddare. Infine riempirle del composto di riso, chiuderle con uno stuzzicadenti e metterle su un piatto di portata. Prima di servire si possono decorare con un filo di salsa di soia.

FONDUTA PUGLIESE

300 g di fave secche spezzate, 1 kg di cicoria, 1 cipolla, 4 fette di pane raffermo, olive nere, olio extravergine di oliva, sale e pepe

Mettere le fave a bagno per una notte, sciacquarle e trasferirle in una pentola con la cipolla sbucciata. Unire l'acqua fredda sufficiente per coprirle e farle cuocere per un paio di ore, finché non sono spappolate (ogni tanto bisogna schiacciarle con il cucchiaio di legno, in modo da accelerare l'operazione).
Nel frattempo mondare la cicoria, lavarla a farla cuocere al vapore, infine tagliarla a pezzetti e condirla con olio, sale e pepe.
Se necessario, frullare le fave. Condirle con olio, sale e pepe. Servirle accompagnate dalla cicoria, dalle olive e dal pane tostato.

BIBLIOGRAFIA

1. Brook I, Barett C et al. *Aerobic and anaerobic bacterial flora of maternal cervix and newborn gastric fluid and conjuntiva: a prospective study.* Pediatrics 1979; 63:451-5
2. Mac Gregor RR, Tunness WW. *The incidence of pathogenic organisms in the normal flora of neonates external ear and nasopharynx.* Clin Pediatr 1973; 12: 697-700
3. Lin HC, Hsu CH, Chen HL, Chung MY, Hsu JF, Lien RI, Tsao LY, Chen CH, Su BH. *Oral probiotics prevent necrotizing enterocolitis in very low birth weight preterm infants: a multicenter, randomized, controlled trial.* Pediatrics. 2008 Oct;122(4):693-700
4. Mackie RJ, Sghir A and Gaskins HR. *Developmental microbial ecology of the neonate gastrointestinal tract.* Am J Clin Nutr 1999; 69 (suppl):1035s-45s
5. Björkstén, B., P. Naaber, E. Sepp, and M. Mikelsaar. *The intestinal microflora in allergic Estonian and Swedish 2-year old children.* Clin Exp Allergy 1999; 29: 342-346
6. Hattevig, G., B. Kjellman, and B. Björkstén. 1993. *Appearance of IgE antibodies to ingested and inhaled allergens during first 12 years of life in atopic and non-atopic children.* Pediatr. Allergy Immunol. 4: 182-189
7. Björkstén B. *Perinatal Events in Relation to Sensitization in the Human.* Am. J. Respir. Crit. Care Med., 2000 sept; 162 (3): 105-107
8. Cooperstock MS, Zedd AJ. *Intestinal flora of infants.* In: Hentges DJ, ed. Human intestinal microflora in health and disease. New York: Academic Press, 1983:79–99
9. *Maternal vaginal microflora during pregnancy and the risk of asthma hospitalization and use of antiasthma medication in early childhood.* J Allergy Clin Immunol 2002;110:72-77
10. DP Strachan *Hay fever, hygiene, and household size.* Br Med J 1989;299:1259-60
11. *Mechanisms of Disease: the effect of infections on susceptibility to autoimmune and allergic diseases*
12. Stephenson *Antibiotics and Asthma Risk* JAMA.2007; 298: 277

13. Anita L. Kozyrskyj, Pierre Ernst, and Allan B. Becker, *Increased risk of childhood asthma from antibiotic use in early life.* Chest, Jun 2007; 131: 1753 - 1759
14. Johnson CC, Ownby DR, Alford SH, Havstad SL, Williams LK, Zoratti EM, Peterson EL, Joseph CLM *Antibiotic exposure in early infancy and risk for childhood atopy.* Journal of Allergy and Clinical Immunology, Volume 115, Issue 6, Pages 1218-1224 (June 2005)
15. Bach, J-F. *The Hygiene Hypothesis and Allergic Diseases* NEJM, Volume 347:930-931 (12) 2002
16. *Maternal vaginal microflora during pregnancy and the risk of asthma hospitalization and use of antiasthma medication in early childhood.* J Allergy Clin Immunol 2002;110:72-77
17. Tollånes MC, Moster D, Daltveit AK, Irgens LM. *Cesarean section and risk of severe childhood asthma: a population-based cohort study.* J Pediatr. 2008;153:112-116.
18. Perdigon G, Maldonato Galdeano C, Valdez JC, et al. *Interaction of lactic acid bacteria with the immune system.* Eur J Clin Nutr 2002; 125: 112-9
19. Corthésy B, H. Rex Gaskins H. R. and Annick Mercenier A, *Cross-Talk between Probiotic Bacteria and the Host Immune System,* J. Nutr. 137:781S-790S, March 2007
20. Elahi S, Pang G and Clancy R. *Development of surrogate markers for oral immunization against Candida albicans,* Vaccine 2002, 3526: 1-7
21. Roos K, Hakansson EG and Holm S. *Effect of recolonization with "interfering" a streptococci on recurrences of acute and secretory otitis media in children: randomised placebo controlled trial.* Br Med J 2001; 322: 210
22. Tuomilehto, J., T. Podar, A. Reunanen, I. Kalits, R. Lounamaa, and E. Tuomilehto-Wolf. 1991. *Comparison of incidence of IDDM in childhood between Estonia and Finland,* 1980-1988. Diabetes Care 14: 982-988
23. Eggesbø M, Botten G, Stigum H, Nafstad P, Magnus P. *Is delivery by cesarean section a risk factor for food allergy?* J Allergy Clin Immunol 2003; 112: 420-6
24. Majde JA, Krueger JM. *Links between the innate immune system and sleep.* J Allergy Clin Immunol 2005;116:1188-98.
25. Irwin M, Mascovich A, Gillin JC, Willoughby R, Pike J, Smith TL.

Partial sleep deprivation reduces natural killer cell activity in humans. Psychosom Med 1994; 56: 493–8
26. Savard J, Laroche L, Simard S, et al. *Chronic insomnia and immune functioning.* Psychosom Med 2003; 65: 211–21
27. Spegel K, Leproult R, Cauter EV. *Impact of sleep debt on metabolic and endocrine function.* Lancet 1999; 354(9188):1435-9
28. Cubero J, Valero V, Sanchez J, Rivero M, Parvez H, Rodriguez AB, Barriga C. *The circadian rhythm of tryptophan in breast milk affects the rhythms of 6-sulfatoxy-melatonin and sleep in newborn.* Neuro Endocrinol Lett 2005; 26: 657-61
29. Tam M, Gomez S, Gonzalez-Gross M, Marcos A. *Possible roles of magnesium on the immune system.* Eur J Clin Nutr 2003; 57: 1193-1197
30. Charlex JL, *Beta-Carotene, Vitamin C and Vitamine E: the protective micronutrients.* Nutr Rev, 1996; 54: S 109-14
31. Grimm H, Mayer K, Mayser P, Eigenbrodt E. *Regulatory potential of n-3 fatty acids in immunological and inflammatory processes.* Br J Nutr 2002; 87: S59-S67
32. Simopoulos AP. *Essential fatty acids in health and chronic disease.* Am J Clin Nutr 1999; 70(3): 560S-569S
33. Weiland SK, von Mutius E, Hüsing A, Asher MI *Intake of trans fatty acids and prevalence of childhood asthma and allergies in Europe.* Lancet. 1999; 359:2040-2041
34. Wijga AH, van Houwelingen AC, Kerkhof M, Tabak C, de Jongste JC, Gerritsen J, Boshuizen H, Brunekreef B, Smith HA. *Breast milk fatty acids and allergic disease in preschool children : The Prevention and Incidence of Asthma and Mite Allergy birth cohort study.* J Allergy Clin Immunol 2006 Feb;117(2):440-7.
35. Tseng, M. et al. *Dairy, calcium, and vitamin D intakes and prostate cancer risk in the National Health and Nutrition Examination Epidemiological Follow-up Study cohort.* American Journal of Clinical Nutrition, Vol. 81, May 2005, pp. 1147-54
36. Li-Qiang Qin , Jia-Ying Xu, Pei-Yu Wang, Jian Tong and Kazuhiko Hoshi *Milk consumption is a risk factor for prostate cancer in Western countries: evidence from cohort studies.* Asia Pac J Clin Nutr 2007;16 (3):467-476
37. Das UN, *Is obesity an inflammatory condition?* Nutrition 2001;17:953-966

38. Martindale S, McNeill G, Devereux G, Campbell D, Russell G, Seaton A. *Antioxidant intake in pregnancy in relation to wheeze and eczema in the first two years of life.* Am J Respir Crit Care Med2005;171(2):121-8.
39. Klein SL, Wisniewski AB, Marson AL, Glass GE, Gearhart JP. *Early exposure to genistein exerts long-lasting effects on the endocrine and immune systems in rats.* Mol Med 2002;8:742-9.
40. Rink L and Kirchner H. *Zinc-Altered Immune Function and Cytokine Production* Journal of Nutrition. 2000;130:1407S-1411S
41. Handy RD, Abd-El Samei HA, Bayomy MF, Mahran AM, Abdeen AM, El-Elaimy EA. *Chronic diazinon exposure: pathologies of spleen, thymus, blood cells, and lymph nodes are modulated by dietary protein or lipid in the mouse.* Toxicology 2002;172(1):13-34
42. Varraso R, Siroux V, Maccario J, Pin I, Kauffmann F. *Asthma severity is associated with body mass index and early menarche in women.* Am J Respir Crit Care Med 2005;171:334-9.
43. Irei AV, Takahashi K, Le DS, Ha PT, Hung NT, Kunii D, Sakai T, Matoba T, Yamamoto S. *Obesity is associated with increased risk of allergy in Vietnamese adolescents.* Eur J Clin Nutr 2005;59:571-7.
44. Otero M, Lago R, Lago F, Casanueva FF, Dieguez C, Gomez-Reino JJ, Gualillo O. *Leptin, from fat to inflammation: old questions and new insights.* FEBS Lett 2005;579(2):295-301. Review
45. Majewska M, Zajac K, Zemelka M, Szczepanik M. *Influence of melatonin and its precursor L-tryptophan on Th1 dependent contact hypersensitivity.* J Physiol Pharmacol. 2007 ;58(6):125-32
46. Brandt EB et al *Experimental gastrointestinal allergy enhanced pulmonary responses to specific and unrelated allergens* J allergy clin Immunol. 2006 Aug;118(2):420-7
47. Ouellet V, Weisnagel SJ, Marois J, Bergeron J, Julien P, Gougeon R, Tchernof A, Holub BJ, Jacques H. *Dietary cod protein reduces plasma C-reactive protein in insulin-resistant men and women.* J Nutr. 2008 Dec;138(12):2386-91
48. Miglio C, et al. *Effects of Different Cooking Methods on Nutritional and Physicochemical Characteristics of Selected Vegetables* J. Agric. Food Chem., 2008, 56 (1), 139-147

LIBRI

49. *Nutrizione e patologie del bambino*, Il Pensiero Scientifico editore
50. Udo Renzenbrink. *Crisi ambientale – debolezza immunitaria. Come nutrirci?* ed. Natura e Cultura 2000
51. Roberto Gava. *Dobbiamo vaccinare i nostri figli?*, ed. Salus Infirmorum 2004
52. Roberto Gava. *Le vaccinazioni pediatriche*, ed. Salus Infirmorum 2006
53. Michela Trevisan. *Manuale dei cibi fermentati,* Terra Nuova Edizioni 2009
54. Giorgio Perotti. *Iter degli acidi grassi e suggestioni*, ed. Vegetal Import
55. Giuliana Lomazzi. *ABC dell'alimentazione naturale*, ed. Terra Nuova Edizioni
56. William Dufty. *Sugar Blues*, ed. Macro 2005

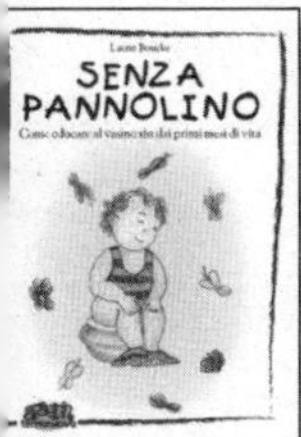

SENZA PANNOLINO

Come educare al vasino sin dai primi mesi di vita

di Laurie Boucke
cod. EA005
pp. 200 - € 13,00
(per gli abbonati € 11,70)

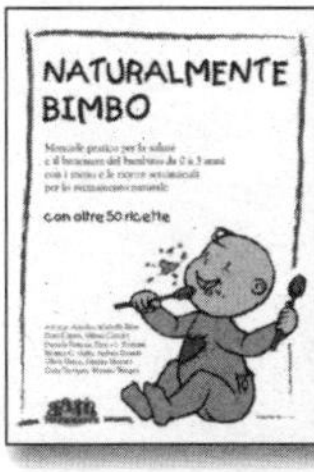

NATURALMENTE BIMBO

Manuale pratico per la salute e il benessere del bambino da 0 a 3 anni, con menù e ricette settimanali per lo svezzamento

a cura della redazione
cod. EA002 - pp. 176 - € 13,00
(per gli abbonati € 11,70)

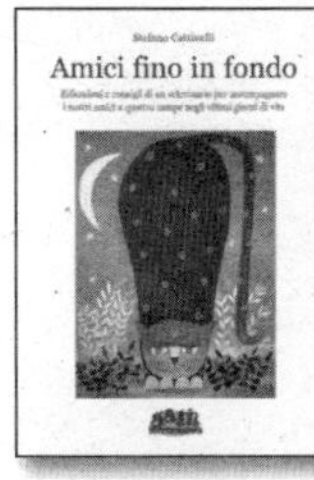

AMICI FINO IN FONDO

Riflessioni e consigli di un veterinario per accompagnare i nostri amici a quattro zampe negli ultimi giorni di vita

di Stefano Cattinelli
cod. EA008 - pp. 128 - € 9,00
(per gli abbonati € 8,10)

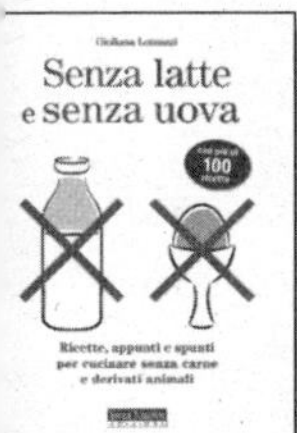

SENZA LATTE SENZA UOVA

Ricette, appunti e spunti per cucinare senza carne e derivati animali

di Giuliana Lomazzi
cod. EA034
pp. 128 - € 10,00
(per gli abbonati € 9,00)

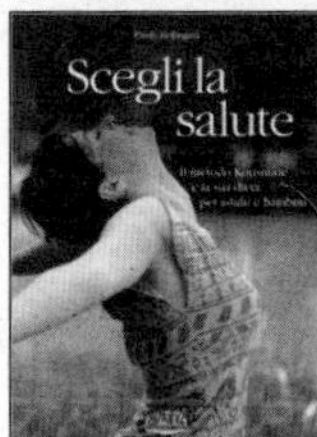

SCEGLI LA SALUTE

Il metodo Kousmine e la sua dieta per adulti e bambini

di Paolo Bellingeri
cod. EA026
pp. 240 - € 13,00
(per gli abbonati € 11,70)

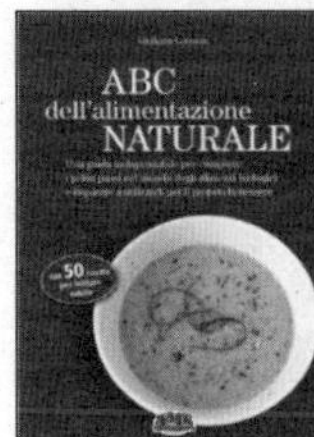

ABC dell'alimentazione NATURALE

Una guida indispensabile per compiere i primi passi nel mondo degli alimenti biologici e imparare a utilizzarli per il proprio benessere

di Giuliana Lomazzi
cod. EA020 - pp. 144 - € 13,00
(per gli abbonati € 11,70)

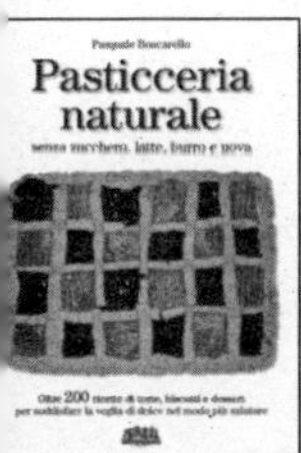

PASTICCERIA NATURALE

Oltre 200 ricette di torte, biscotti e dessert, per soddisfare la voglia di dolce nel modo più salutare

di Pasquale Boscarello
cod. EA032
pp. 192 - € 12,00
(per gli abbonati € 10,80)

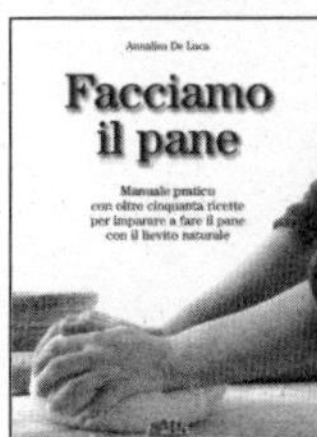

FACCIAMO IL PANE

Manuale pratico con oltre 50 ricette per imparare a fare il pane con il lievito naturale

di Annalisa De Luca
cod. EA025
pp. 128 - € 10,00
(per gli abbonati € 9,00)

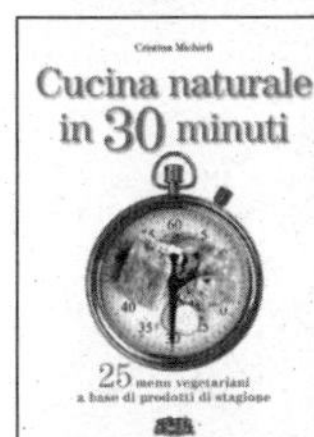

CUCINA NATURALE IN 30 MINUTI

25 menu vegetariani a base di prodotti di stagione

di Cristina Michieli
cod. EA031
pp. 144 - € 12,00
(per gli abbonati € 10,80)

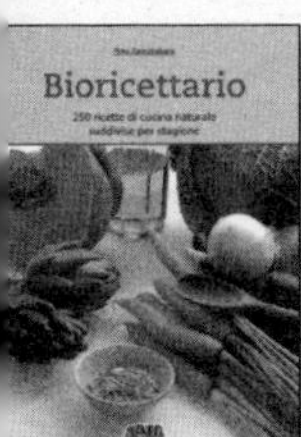

BIORICETTARIO

250 ricette di cucina naturale suddivise per stagione per apprendere e praticare un'alimentazione sana e naturale

di Pino Zammataro
cod. EA010
pp. 240 - € 12,00
(per gli abbonati € 10,80)

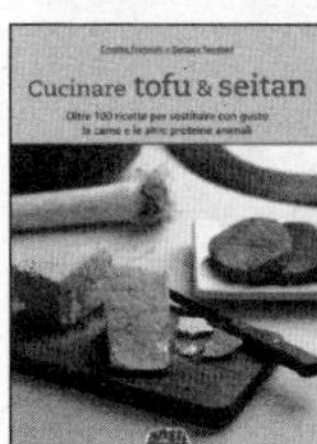

CUCINARE TOFU & SEITAN

Oltre 100 ricette per sostituire con gusto la carne e le altre proteine animali

di Cristina Franzoni e Barbara Sambari
cod. EA003
pp. 120 - € 9,00
(per gli abbonati € 8,10)

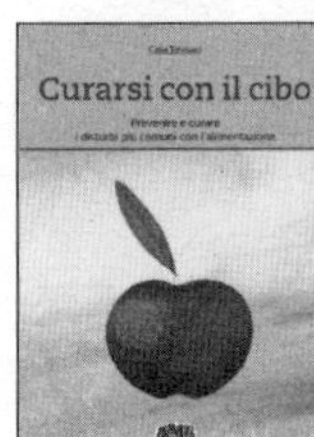

CURARSI CON IL CIBO

Prevenire e curare i disturbi più comuni con l'alimentazione

di Catia Trevisani
cod. EA009
pp. 296 - € 15,00
(per gli abbonati € 13,50)

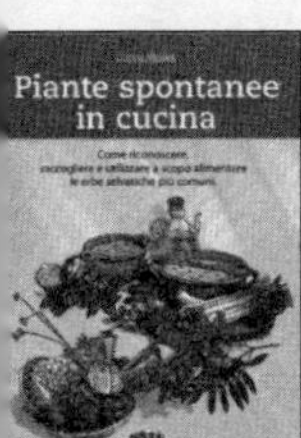

PIANTE SPONTANEE IN CUCINA

Come riconoscere, raccogliere e utilizzare a scopo alimentare le erbe selvatiche più comuni

di Cristina Michieli
cod. EA021
pp. 224 - € 15,00
(per gli abbonati € 13,50)

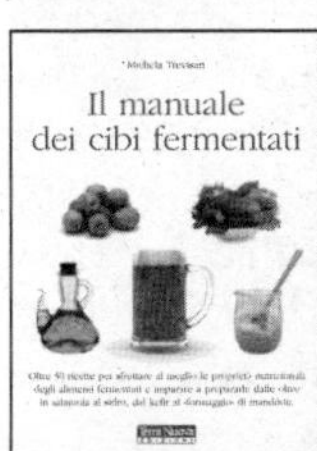

IL MANUALE DEI CIBI FERMENTATI

Oltre 50 ricette per sfruttare al meglio le proprietà nutrizionali degli alimenti fermentati

di Michela Trevisan
cod. EA043 - pp. 144- € 10,00
(per gli abbonati € 9,00)

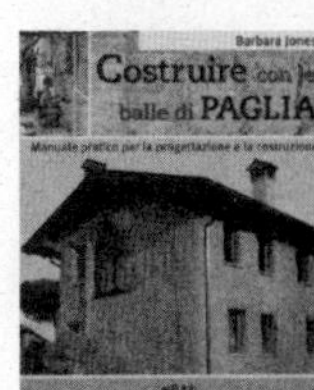

COSTRUIRE CON LE BALLE DI PAGLIA

Manuale pratico per progettare e costruire con questa semplice ed ecologica tecnica, con foto a colori di case in paglia

di Barbara Jones
cod. EA006 - pp. 144 - € 14,00
(per gli abbonati € 12,60)

Lo sconto del 10% per gli abbonati viene applicato solo per gli ordini effettuati direttamente presso la redazione di Aam Terra Nuova.

Finito di stampare
settembre 2009

La carta utilizzata per questa pubblicazione è prodotta dalle cartiere *Polyedra* e certificata dal marchio *Der Blaue Engel* (Angelo Azzurro) rilasciato dal Ministero dell'ambiente tedesco per i prodotti cartacei realizzati con fibre provenienti al 100% da carta straccia, di cui almeno il 65% proveniente dalla raccolta differenziata.

Inoltre il marchio *TCF* (Total Chlorine Free) certifica che la cellulosa non è sbianchita con prodotti contenenti cloro o sbiancanti ottici, ma con ossigeno e acqua ossigenata.